智能医学与大数据系列

U0127877

Python

赵军 刘文婷 编著

医学数据分析入门

人民邮电出版社
北 京

图书在版编目（ＣＩＰ）数据

Python医学数据分析入门 / 赵军，刘文婷编著. --
北京 ： 人民邮电出版社，2022.1
　（智能医学与大数据系列）
　ISBN 978-7-115-57543-2

　Ⅰ．①P··· Ⅱ．①赵··· ②刘··· Ⅲ．①软件工具－程序
设计－应用－医学统计－统计分析 Ⅳ．①R195.1-39
②TP311.561

中国版本图书馆CIP数据核字(2021)第210208号

内 容 提 要

　　数据分析是当今大数据时代最关键的技术，其广泛应用于包括医学在内的各个领域。Python 语言简单易用，第三方库功能强大，提供了完整的数据分析框架，深受广大数据分析人员的青睐。

　　本书涵盖传统的统计分析方法和较为复杂的机器学习算法，结合大量精选的实例，使用 Python 进行数据分析，对常用分析方法进行深入浅出的介绍，以帮助读者解决数据分析中的实际问题。

　　本书强调实战和应用，尽量淡化分析方法的推导和计算过程，大量的 Python 程序示例是本书的亮点。阅读本书，读者不仅能掌握使用 Python 及相关库快速解决实际问题的方法，还能更深入地理解数据分析。

　　本书不仅适合临床医学、公共卫生及其他医学相关专业的本科生和研究生使用，亦可作为其他专业的学生和科研人员学习数据分析的参考书。

◆ 编　　著　赵　军　刘文婷
　　责任编辑　王峰松
　　责任印制　王　郁　焦志炜

◆ 人民邮电出版社出版发行　　北京市丰台区成寿寺路 11 号
　　邮编　100164　电子邮件　315@ptpress.com.cn
　　网址　https://www.ptpress.com.cn
　　山东百润本色印刷有限公司印刷

◆ 开本：800×1000　1/16
　　印张：12.75　　　　　　　2022 年 1 月第 1 版
　　字数：286 千字　　　　　　2022 年 1 月山东第 1 次印刷

定价：89.80 元

读者服务热线：(010)81055410　印装质量热线：(010)81055316
反盗版热线：(010)81055315
广告经营许可证：京东市监广登字 20170147 号

前　言

随着我国医疗卫生事业的发展与壮大，广大医学工作者对数据分析方法的需求也越来越大。医疗健康领域的从业人员往往具有较强的专业知识，但缺乏对数据分析和人工智能技术的认知和运用能力，无法充分发挥和利用医疗数据的价值。在数据分析领域，Python 语言简单易用，第三方库功能强大，提供了完整的数据分析框架，深受广大数据分析人员的青睐。因此，编写本书的主要目的是结合医学数据系统地介绍如何利用 Python 进行数据分析，以帮助读者解决数据分析中的实际问题。本着让非专业读者易于理解的原则，本书强调实战和应用，着重介绍数据分析的思路和方法及其实质、特点、应用条件和结果，尽量淡化分析方法的推导和计算。

本书各个章节的内容按照由浅入深的顺序进行安排。全书可以分为三部分。

第一部分包括第 1~6 章。其中前 3 章介绍了 Python 语言的基本用法；第 4 章和第 5 章分别介绍了数据分析的两个基本库——NumPy 和 Pandas，涵盖了基本数据操作和数据预处理的方法；第 6 章介绍了如何用 Python 进行数据可视化操作，重点介绍了 Matplotlib 库和 Seaborn 库。

虽然大多数统计学检验也可以使用统计学模型的方法来完成，但是在很多情况下，统计模型并不是所有生物医学研究所必需的。因此，本书第二部分介绍了常用统计分析方法，包括基本的统计描述和统计推断。其中，第 7 章介绍了描述性统计分析和各种单因素分析方法；第 8 章结合实际数据介绍了医学研究中最常用的 4 种回归模型，即线性模型、Logistic 回归模型、Poisson 回归模型和 Cox 回归模型。

第三部分由第 9~11 章组成，主要讲述机器学习算法。第 9 章介绍了如何使用 Scikit-learn 实现简单高效的数据挖掘和机器学习算法，第 10 章介绍了如何使用 TensorFlow 建立和验证深度学习模型，第 11 章介绍了如何使用卷积神经网络模型对图像进行分类。

全书共计 11 章，并且各章自成体系。读者可以从头至尾逐章学习，也可以根据自己在实际中遇到的问题有选择地在相应章节寻找解决方案。书中配有大量的案例解析和程序示例，以及使用 Python 绘制的图形，所有代码均在 Python 3.8.5 环境下运行通过。书中每一章都配有习题，书末附有习题参考答案。书中所有的示例数据和代码均可以从异步社区（https://www.epubit.com）下载。

本书不仅适合临床医学、公共卫生及其他医学相关专业的本科生或研究生使用，亦可作为其他专业的学生和科研人员学习数据分析的参考书。希望本书能够让读者更深入地理解数据分析，并进一步促进开源软件在医学领域的应用。

本书参阅了许多国内外教材和资料，并引用了部分示例数据，在此向相关作者表示衷心的感谢。本书得到了湖北医药学院公共卫生与健康学院和研究生院的支持，在此也表示诚挚的谢意。此外，特别感谢人民邮电出版社的王峰松编辑在本书出版过程中给予的支持和协助。

本书前 8 章由赵军编写，后 3 章由刘文婷编写。由于编者水平有限，书中难免存在不妥和谬误之处。读者可以将书中的错误及遇到的任何问题反馈给我们，欢迎发送邮件至邮箱 zhaojun@hbmu.edu.cn。

编　者

2021 年 7 月

资源与支持

本书由异步社区出品，社区（https://www.epubit.com/）为您提供相关资源和后续服务。

配套资源

本书提供如下资源：

- 示例代码；
- 书中彩图。

要获得以上配套资源，请在异步社区本书页面中单击 配套资源 ，跳转到下载界面，按提示进行操作即可。注意：为保证购书读者的权益，该操作会给出相关提示，要求输入提取码进行验证。

如果您是教师，希望获得教学配套资源，请在社区本书页面中直接联系本书的责任编辑。

提交错误信息

作者和编辑尽最大努力来确保书中内容的准确性，但难免会存在疏漏。欢迎您将发现的问题反馈给我们，帮助我们提升图书的质量。

当您发现错误时，请登录异步社区，按书名搜索，进入本书页面，单击"提交勘误"，输入错误信息，单击"提交"按钮即可。本书的作者和编辑会对您提交的错误信息进行审核，确认并接受后，您将获赠异步社区的 100 积分。积分可用于在异步社区兑换优惠券、样书或奖品。

扫码关注本书

扫描下方二维码，您将会在异步社区微信服务号中看到本书信息及相关的服务提示。

与我们联系

我们的联系邮箱是 contact@epubit.com.cn。

如果您对本书有任何疑问或建议，请您发邮件给我们，并请在邮件标题中注明本书书名，以便我们更高效地做出反馈。

如果您有兴趣出版图书、录制教学视频，或者参与图书翻译、技术审校等工作，可以发邮件给我们；有意出版图书的作者也可以到异步社区在线投稿（直接访问 www.epubit.com/contribute 即可）。

如果您所在的学校、培训机构或企业，想批量购买本书或异步社区出版的其他图书，也可以发邮件给我们。

如果您在网上发现有针对异步社区出品图书的各种形式的盗版行为，包括对图书全部或部分内容的非授权传播，请您将怀疑有侵权行为的链接发邮件给我们。您的这一举动是对作者权益的保护，也是我们持续为您提供有价值的内容的动力之源。

关于异步社区和异步图书

"异步社区"是人民邮电出版社旗下 IT 专业图书社区，致力于出版精品 IT 图书和相关学习产品，为作译者提供优质出版服务。异步社区创办于 2015 年 8 月，提供大量精品 IT 图书和电子书，以及高品质技术文章和视频课程。更多详情请访问异步社区官网 https://www.epubit.com。

"异步图书"是由异步社区编辑团队策划出版的精品 IT 专业图书的品牌，依托于人民邮电出版社数十年的计算机图书出版积累和专业编辑团队，相关图书在封面上印有异步图书的 LOGO。异步图书的出版领域包括软件开发、大数据、人工智能、测试、前端、网络技术等。

异步社区

微信服务号

目　　录

第 1 章　Python 语言基础

本章主要介绍为什么要使用 Python 语言进行数据分析，以及初次使用 Python 时的一些基本操作，包括相关软件的安装与配置、Python 命令的基本语法和基本操作等。

1.1　关于 Python

在 IEEE Spectrum 发布的 2020 年编程语言排行榜中，Python 高居榜首，这是 Python 连续第四年夺冠。Python 语言是 Guido van Rossum 在 20 世纪 90 年代初开发的一种高级编程语言。作为一种面向对象的解释型语言，Python 的设计哲学强调代码的可读性和语法的简洁性。相比于 C++或 Java 语言，Python 能让开发者用更少的代码表达想法。Python 支持模块和软件包，鼓励模块化和代码重用。

Python 有 Python 2 和 Python 3 两个版本。Python 官方在 2020 年宣布停止 Python 2 的更新和维护，全面进入 Python 3 时代。因此，本书的代码以 Python 3 为基础。

1.2　为什么使用 Python 分析数据

医学数据分析是统计学与医学专业知识的结合。而无论是统计计算还是数据的可视化都离不开计算机软件。市面上有很多流行的统计和做图软件，如 SPSS、SAS、Stata、R 等，为何要选择 Python 呢？具体来讲，Python 有如下优势：

- 大多数统计软件需要付费，而 Python 可以免费下载和使用。Python 解释程序和大量的标准库可以以源代码或者二进制的形式免费获取，并可以随意分发。
- Python 是一款跨平台的编程语言，它可以在 Windows、Linux/UNIX、Macintosh 等平台上运行。
- Python 有不断改良的用于数据分析的软件包，如科学计算库 SciPy、结构化数据操作库 Pandas、机器学习库 Scikit-learn 等。
- 与 SAS 和 R 等统计分析编程语言相比，Python 可以同时用于项目原型的构建和生产，从而避免了使用多个语言的麻烦。用户只需要使用 Python 就可以实现以数据为中心的建模、分析和应用。
- Python 有"胶水语言"的称号，它能够非常轻松地集成 C++等语言的底层代码进行计算优化。
- Python 实现了可重复性分析，用户可以从重复性分析工作中抽身出来，也能与同行分享分析过程并从中获益。

1.3　重要的 Python 库

Python 拥有大量的软件包/库，下面几个库广泛运用于数据分析领域。
- NumPy 库：NumPy 是 Numerical Python 的简称。它是数值计算的基本库，涉及数据分析的软件包基本上都是基于它构建的。
- Pandas 库：Pandas 的名称来源于面板数据（panel data）和 Python 数据分析（Python data analysis）。Pandas 将表格和关系型数据库（例如 SQL）的灵活数据操作能力与 NumPy 的高性能数组运算理念相结合。使 Python 成为强大、高效的数据分析环境。
- Matplotlib 库：Matplotlib 起源于 MATLAB 中的绘图函数，是最流行的用于数据可视化的库。它非常灵活，允许用户控制图中的所有元素，可以绘制出适合出版的图形。
- SciPy 库：SciPy 提供了一系列用于科学计算领域各种标准问题的包，例如数值积分和微分、最优化求解、信号处理、概率和统计计算等。SciPy 与 NumPy 的结合为很多科学计算问题提供了一个成熟完整的计算基础。
- Seaborn 库：Seaborn 是在 Matplotlib 库的基础上进行了更高级的 API 封装。它能高度兼容 NumPy 与 Pandas 数据结构以及 SciPy 与 Statsmodels 等统计计算对象。在多数情况下，使用 Seaborn 更容易做出具有吸引力的图。
- Statsmodels 库：Statsmodels 是一个强大的统计分析库，可用于拟合常用统计模型，如方差分析、线性模型、广义线性模型、线性混合效应模型、时间序列分析等。它还可以进行经典的统计学假设检验、数据探索和可视化。
- Scikit-learn 库：Scikit-learn 是专门为机器学习建造的一个 Python 库。它提供了大量用于数据挖掘和分析的工具，包括数据预处理、建立模型、模型验证与可视化等接口。Scikit-learn 集成了大量的算法用于分类、回归、聚类、数据降维等。

1.4　安装与设置

用户可以从 Python 的官方网站免费下载 Python 的安装程序。根据不同的计算机操作系统下载相应版本的安装程序，然后执行该安装程序，按照提示进行操作即可完成安装。近年来，Python 的发行版 Anaconda 越来越流行。使用 Anaconda 安装 Python 有助于安装数据分析领域的常用库。此外，Anaconda 还附带了集成开发环境 Jupyter notebook 和 Spyder。因此，笔者推荐使用免费的发行版 Anaconda 安装 Python 的最新版本。

1.4.1 在 Windows 或 MacOS 系统上安装 Anaconda

在 Windows 或 MacOS 操作系统中安装 Anaconda 非常简单。以 Windows 系统为例，首先从 Anaconda 官网网站下载个人版的安装文件。请注意根据不同的计算机处理器选择下载不同的版本（64 位或者 32 位）。下载完成后双击该 exe 执行文件就可以进行安装。安装过程中全程默认即可。最后把 Anaconda 设置为系统的默认 Python 环境。

1.4.2 在 Linux 系统上安装 Anaconda

在 Linux 操作系统中安装 Anaconda 时，首先从 Anaconda 官网网站（/products/individual）下载.sh 文件，然后从命令行运行它。如果处在服务器上，可以使用 wget 命令。假设.sh 文件位于 downloads 文件夹下，输入下面的命令：

```
cd ~/downloads
bash Anaconda3-2021.06-Linux-x86_64.sh
```

请注意，Anaconda 的版本号会随时间发生变化。因此，上面命令中的.sh 文件名可能不同。

安装过程中可以保持默认设置不变，出现安装提示时按回车键或者单击"Yes"。当最后安装程序提示是否将 Anaconda 写到 PATH 时，输入"Yes"。这样 Anaconda 就设置为系统中默认的 Python 环境了。

1.4.3 安装和更新包

安装 Anaconda 后，除了 Python 的标准库之外，1.3 节介绍的几个重要的库就已经安装到系统中了。Anaconda 提供了 Anaconda Prompt（位于"开始"菜单中），它类似于常见的 Windows 命令提示符，是为 Anaconda Python 版本定制的。在 Anaconda Prompt 提示符下输入下面的命令可以安装默认存储库 conda 中的包：

```
conda install package_name
```

如果用户还想安装 Anaconda 中没有的包，可以使用 pip 包管理工具进行安装：

```
pip install package_name
```

用户还可以使用如下命令更新某一个包：

```
conda update package_name
```

下面的命令可以更新 conda 环境中所有的包：

```
conda update -all
```

1.4.4   Python 解释器

Anaconda 安装完成后会在主目录创建一个"anaconda3"的文件夹。这个文件夹的根目录里有可执行文件"python.exe"，双击该文件即可打开 Python，如图 1-1 所示。

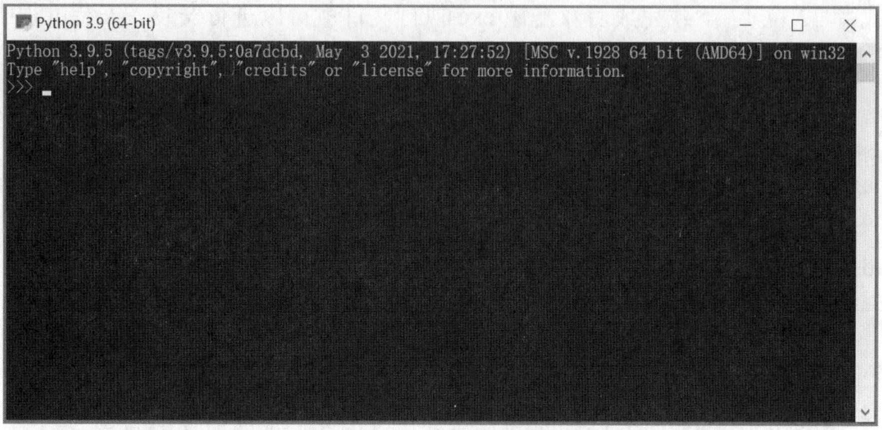

图 1-1   Python 界面

图 1-1 中的第一行显示的是 Python 的版本号和该版本发布的时间。第二行给出了帮助、版权和许可等信息的查询方式。第三行的符号">>>"是命令输入提示符，用户可以在其后面直接输入命令。Python 提供的是一种交互式的运行环境，用户输入需要执行的命令，然后按回车键就可以执行该命令。如果命令符合语法规则，Python 就会执行该命令，并将输出结果直接显示在后面。例如：

```
>>> print("Hello, world")
Hello, world
```

上面的命令调用了 print 函数。函数是 Python 中最重要的代码组织和代码复用方式。调用函数只需用函数名加括号，括号里可以设定参数以控制函数的输出。

1.4.5   导入库

库以有组织和打包的方式提供了额外的功能。除了使用 Python 标准库，用户经常需要导入其他库。导入库的方法有多种，最基本的方法就是直接使用库的名称。例如，我们想要导入 NumPy 库，可以在控制台输入下面的命令：

```
>>> import numpy
```

导入之后，就可以通过点操作符使用其中的函数了。例如：

```
>>> numpy.sqrt(4)
2.0
```

Python 支持为库起别名，这样就可以使用较短的名称来代替较长的库名了。起别名时，需要用到关键字 as，别名跟在 as 之后。例如：

```
>>> import numpy as np
```

上面的语句为 numpy 起了别名 np，这样就可以在代码中使用 np 来指定 NumPy 库了。例如，上面求平方根的命令等价于：

```
>>> np.sqrt(4)
```

有时只需要使用某个库的某一个或某几个函数，用户可以用下面的语句导入特定的函数：

```
>>> from pandas import read_csv
```

这样就可以在代码中直接使用 read_csv 函数，而无须在其前指明它所属的库了。但是，需要注意的是，很多库包含同名的函数，例如 numpy 库和 math 库都包含名为 sqrt 的函数。如果不指明函数所属的库，用户可能不知道最后调用的是哪一个库的函数了。所以，写成 numpy.sqrt 和 math.sqrt 这样会使代码更清晰。

Python 社区对一些常用的库采用了命名的约定，本书中导入这些库时也将采用这种约定：

```
>>> import numpy as np
>>> import pandas as pd
>>> import matplotlib.pyplot as plt
>>> import seaborn as sns
>>> import statsmodels as sm
```

1.5　代码编写工具

在进行数据分析时，通常需要输入很多代码来完成一项工作。虽然 Python 终端和文本编辑器都可以编写 Python 代码，但会很不方便。Anaconda 提供了 Jupyter notebook 和一个集成开发环境（IDE）——Spyder。

Jupyter notebook 会在 Web 浏览器中打开一个 Python 界面，它会在计算机的某个位置打开，而不需要网络连接。打开后的界面如图 1-2 所示。

用户可以单击右上角的 "New" 按钮并选择 "Python3" 来创建一个新的 "notebook"。打开 "notebook" 后可以在其中键入 python 命令，如图 1-3 所示。每个单元格都提供一个区域，可以在其中输入代码。输入一行后，用户可以使用 "Cell" 菜单栏中的命令来运行单元格，或者使用快捷键"Ctrl+Enter"运行当前单元格。而快捷键"Shift+Enter"不仅会运行当前单元格，还会在该单元格下面新建一个单元格。

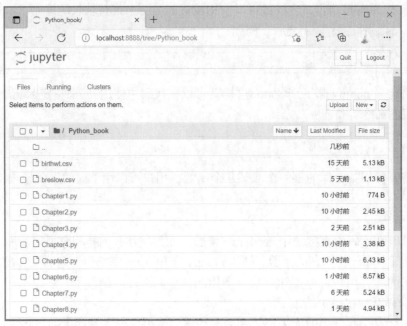

图 1-2　本地浏览器的 Jupyter notebook 主页

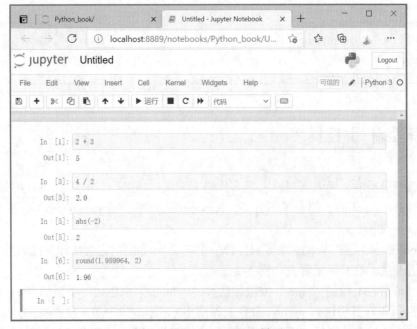

图 1-3　Jupyter notebook 界面

熟悉 Matlab 或者 RStudio 的用户可能会更加青睐 Spyder。它除了具有高亮显示代码、自动补全命令等基本功能，还提供了图形设备、对象管理器、调试工具等高级功能。Spyder 的启动界面如图 1-4 所示，由代码编辑区（左）、环境资源栏（右上）和命令控制台（右下）组合而成。

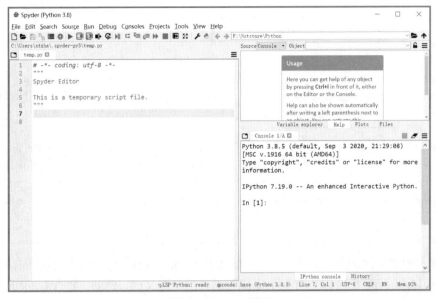

图 1-4　Spyder 界面

代码编辑区可以进行代码的编辑和调试。代码运行后会在右下方的命令控制台（IPython console）显示相应的代码和返回结果，命令控制台也可以单独输入和运行命令，还可以显示命令的历史记录（History）。环境资源栏可以显示当前工作环境下的全部变量（Variable explorer）、帮助文档（Help）、图形输出（Plots）、文件管理（Files）等。

最上面的菜单栏与其他常用软件类似，包括文件（File）、编辑（Edit）、搜索（Search）、运行（Run）、工具（Tools）和帮助（Help）等。其中，最常用的是工具下面的偏好（Preferences）菜单设置，里面包含了很多关于文件管理和代码编辑的设置。这里可以将其中的当前工作目录（Current working directory）设为自己定义的一个文件夹。菜单栏最右边的帮助（Help）里面可以获取关于 Spyder 的帮助文档，还给出了代码编辑的快捷键。使用常用的快捷键会大幅提高代码编辑的效率。

1.6　开始使用 Python

1.6.1　获取帮助

在使用 Python 时，帮助文档是非常有用的，尤其是对于初学者来说。使用命令 help 可以进入 help 帮助文档界面：

```
>>> help()
Welcome to Python 3.8's help utility!

If this is your first time using Python, you should definitely check out
the tutorial on the Internet. . .

Enter the name of any module, keyword, or topic to get help on writing
Python programs and using Python modules.  To quit this help utility and
return to the interpreter, just type "quit".

To get a list of available modules, keywords, symbols, or topics, type
"modules", "keywords", "symbols", or "topics".  Each module also comes
with a one-line summary of what it does; to list the modules whose name
or summary contain a given string such as "spam", type "modules spam".

help>
```

继续键入相应关键词进行查询。例如，继续键入 "modules" 可以列出当前所有安装的模块，包括库。使用 help 函数也可以查看某个库或者函数的帮助文档。例如，要查看 math 库的帮助文档，可以输入：

```
>>> import math
>>> help(math)
Help on built-in module math:

NAME
    math

DESCRIPTION
    This module provides access to the mathematical functions
    defined by the C standard.

FUNCTIONS
    acos(x, /)
        Return the arc cosine (measured in radians) of x.
...
```

要查看函数 round 的帮助文档，可以输入：

```
>>> help(round)
Help on built-in function round in module builtins:
```

```
round(number, ndigits=None)
    Round a number to a given precision in decimal digits.

    The return value is an integer if ndigits is omitted or None.  Otherwise
    the return value has the same type as the number. ndigits may be negative.
```

或者，更简单地，输入：

```
>>> ?round
```

注意，如果要查看帮助的对象不在 Python 标准库而在第三方库里，需要先导入库。例如，要查看 numpy 库里的函数 mean 的帮助文档，可以输入以下命令：

```
>>> import numpy as np
>>> help(np.mean)
Help on function mean in module numpy:
mean(a, axis=None, dtype=None, out=None, keepdims=<no value>)
    Compute the arithmetic mean along the specified axis.

    Returns the average of the array elements.  The average is taken over
    the flattened array by default, otherwise over the specified axis.
    'float64' intermediate and return values are used for integer inputs.

    Parameters
    ----------
    a : array_like
        Array containing numbers whose mean is desired. If 'a' is not an
        array, a conversion is attempted.
...
```

在后面的章节我们会看到，有些函数与特定对象绑定使用，用点操作符 “.” 连接，称之为方法。要获取方法的帮助，需要加上特定对象的属性。例如，用下面的命令可以获取列表（list）的 pop 方法的使用帮助：

```
>>> help(list.pop)
Help on method_descriptor:
pop(self, index=-1, /)
    Remove and return item at index (default last).
    Raises IndexError if list is empty or index is out of range.
```

1.6.2 把 Python 当作一个计算器

Python 一个最基本但又很有用的功能是进行简单的数值计算。Python 有 3 种数值类型，即整数型、浮点型和复数型。

- 整数型（int），如 2、−3、999。整数没有大小限制，仅仅受限于可用内存的大小。
- 浮点型（float），如 4.0、2e12，后面一个是科学记数法的形式，表示 2 的 12 次方。
- 复数型（complex），如 3+2j、2.4+6.3j。

表 1-1 列出了 Python 中常用的算术运算符。

表 1-1   算术运算符

运算符	描述
+	加法
−	减法
*	乘法
/	除法
**	求幂
%	求余
//	整数除法

下面是简单数值计算的示例：

```
>>> 1 + 1
2
>>> 2 * 3
6
>>> 4 / 2
2.0
>>> 2 ** 3
8
>>> 3.2 * 2.4
7.68
>>> (3 + 5j) + (4 - 2j)
(7+3j)
```

注意，用"/"对整数做除法，得到的结果是浮点型数值。

除了运算符，用户还可以用 Python 中的内置函数操作数值。例如，求绝对值：

```
>>> abs(-2)
2
```

对于稍微复杂一些的数值计算，需要导入 math 库后使用其中的函数。表 1-2 列举了 math 库中的一部分常用函数。

表 1-2 math 库中的一部分常用的函数

函数	描述
math.sqrt(x)	求 x 的平方根
math.sin(x)、math.cos(x)、math.tan(x)	求 x 的正弦、余弦、正切
math.asin(x)、math.acos(x)、math.atan(x)	求 x 的反正弦、反余弦、反正切
math.exp(x)	求 e 的 x 次方
math.log(x)、math.log2(x)、math.log10(x)	求 x 的自然对数、以 2 为底的对数、以 10 为底的对数
math.ceil(x)	求不小于 x 的最小整数
math.floor(x)	求不大于 x 的最大整数
math.trunc(x)	截取 x 的整数部分

尝试输入并运行下面的命令:

```
>>> import math          # 导入 math 包
>>> math.sqrt(4)         # 计算 4 的平方根
2.0
>>> math.exp(2)          # 计算 e 的平方
7.38905609893065
>>> math.log(10)         # 计算 10 的自然对数
2.302585092994046
>>> math.ceil(3.48)      # 计算不小于 3.48 的最小整数
4
>>> math.floor(3.48)     # 计算不大于 3.48 的最大整数
3
```

在上面的代码中,符号"#"后面的文字是注释,Python 会自动忽略每行命令里面"#"后面所有的输入。对比较复杂的代码添加注释是一个很好的习惯。

在 math 库中还包括两个常数值,即圆周率和自然常数。

```
>>> math.pi
3.141592653589793
>>> math.e
2.718281828459045
```

如果想把圆周率四舍五入,只保留两位小数,可以使用函数 round:

```
>>> round(math.pi, ndigits = 2)
3.14
```

其中,"ndigits"是函数 round 里的一个参数,我们可以改变它的值以得到不同的输出效果。此外,因为这个参数位于该函数所有参数的第二个位置,所以参数名在这里可以省略,Python 会自动将第二个输入的值赋给该参数。例如：

```
>>> round(math.pi, 4)
3.1416
```

1.6.3　Python 对象

Python 是面向对象的编程语言。在 Python 中，"一切皆对象"。数据分析包括很多步骤，从数据整理、探索、建模到可视化，每个步骤都需要处理不同的对象，例如列表、数据集、函数、模型等。

对于一些简单的计算，可以把计算结果直接显示在屏幕上而不存储。但更多的时候，我们需要把结果存储在某个对象中。例如：

```
>>> a = 3 + 5
>>> print(a)
8
```

符号 "=" 用于赋值。函数 print 用于打印输出，直接输入对象名等价于调用函数 print 作用于对象。

```
>>> a
8
```

Python 区分大小写，字符 "a" 与 "A" 的意义是不同的。这点对于初学者来说是非常值得注意的。

```
>>> A
NameError: name 'A' is not defined
```

现在创建第二个对象 "b"：

```
>>> b = -2
```

然后，把两个对象相加：

```
>>> a + b
6
```

对象的名字可以由一个或一个以上的字符组成。对象名可以以字母或下划线 "_" 开头，后面可以连接字母、数字或下划线。例如：

```
>>> x1 = 1
>>> x1
```

```
1
>>> hours_per_day = 24
>>> hours_per_day
24
```

前面定义的都是数值型对象，Python 中还有字符型和逻辑型对象等。

字符型对象由字符串构成，用引号来指定，可以是单引号、双引号、三引号，但必须要配对使用。例如，人的名字、地址、邮政编码等都需要用字符串表示。字符串对象不能进行算术运算。

```
>>> A = "Hubei University of Medicine"
>>> A
"Hubei University of Medicine"
```

字符串中的反斜杠表示转义字符，即有特殊含义的字符。表 1-3 列出了常用的转义字符。

表 1-3　常用的转义字符

转义字符	含义
\n	换行符
\\	反斜杠
\"	双引号
\t	制表符

Python 还允许使用 r" "的方式表示" "内的字符串默认不转义。例如：

```
>>> print("Data\nAnalysis")
Data
Analysis
>>> print(r"Data\nAnalysis")
Data\nAnalysis
```

逻辑型对象常常是一些关系运算或逻辑运算的结果，其取值为 True 或 False。表 1-4 列出了常用的关系和逻辑运算符。

表 1-4　常用的关系和逻辑运算符

运算符	描述
$a > b$	a 大于 b 则为 True，否则为 False
$a < b$	a 小于 b 则为 True，否则为 False
$a == b$	a 与 b 相等则为 True，否则为 False
$a \mathrel{!=} b$	a 与 b 不相等则为 True，否则为 False

续表

运算符	描述
$a >= b$	a 大于或等于 b 则为 True，否则为 False
$a <= b$	a 小于或等于 b 则为 True，否则为 False
a & b	a 与 b
a | b	a 或 b

输入下面几个命令并观察输出结果：

```
>>> 3*3 == 3**2
True
>>> 3*2 == 3**2
False
>>> 3*2 < 3**2
True
```

注意，检查等价性需要用双等号，一个等号表示赋值。

"&"（逻辑与）和"|"（逻辑或）可以用于连接多个逻辑型对象，其连接结果为 True 或 False。

```
>>> (3*3 == 3**2) & (3*2 == 3**2)
False
>>> (3*3 == 3**2) | (3*2 == 3**2)
True
```

另外，逻辑型对象的取值 True 和 False 分别对应于整数 1 和 0，可以进行数值运算。

```
>>> True == 1
True
>>> False == 0
True
>>> (3*3 == 3**2) + (5 > 4)
2
```

除了数值、字符串、逻辑型等标准类型对象之外，Python 还有一种特殊的数据类型，即空值 None。在 Python 中只有一个 None 对象。None 通常被用作占位符，用于指示数据结构中某个位置的数据是有意义的但尚未计算出来。

1.7 工作目录

工作目录（working directory）用于向程序指明"大本营"或引用位置所在。每当 Python 运行时，有一个当前工作目录（current working directory）的概念。输入的 Python 代码将在当前工作目录保存为 ".py" 的文件。

Python 中的 os 库提供了非常丰富的方法用来处理文件和工作目录。os 是 Python 的标准库，无须单独安装，可直接导入使用。例如，要想查看当前的工作目录，可以用函数 os.getcwd。

```
>>> import os
>>> os.getcwd()
```

注意，调用函数 os.getcwd 时是不带参数的，以强调返回值不是固定不变的。用户还可以使用函数 os.chdir 修改当前的工作目录。把某个分析项目的所有文件保存在一个文件夹里会给项目管理带来便利，分析效率会提高。因此，在一个代码脚本文件的第一行，通常可以先设定工作目录。例如：

```
>>> os.chdir("C:/myprojects/project1")
```

注意，这里的指定路径下必须存在文件夹 "project1"，如果没有，可以用函数 os.mkdir 创建，或者在计算机系统里面手动创建。

1.8　习题

1. 请在 Python 的控制台依次输入以下命令，理解 Python 的交互过程。

```
>>> 2 + 3 * 5
>>> import math
>>> x = 4 - math.pi/2
>>> y = x + 1
>>> round(y, 2)
>>> math.floor(y)
```

2. 请使用 Anaconda Prompt 安装 "NumPy" 库和 "Pandas" 库。
3. 请导入 NumPy 库，并查看其中的函数 arange 的帮助文档。
4. 在患病率调查研究中，计算样本量的公式为：

$$n = \frac{1.96^2}{\delta^2} p(1-p)$$

其中 n 为样本量，p 为总体的患病率，δ 为估计的精确度（置信区间长度的一半）。如果患病率估计为 20%，并且 95% 置信区间不超过估计的患病率的 30%，试用 Python 计算所需的样本量。

第 2 章　基本数据结构

第 1 章介绍了 Python 的基本操作和数值型、字符型、逻辑型等基本的数据类型。在实际的数据分析中，仅仅依赖它们很难完成复杂的任务。Python 基于基本的数据类型扩展出列表、元组、字典和集合等更为实用的数据结构。这些数据结构在存储类型、创建方式和操作方式等方面均有所不同，熟悉它们的基本概念和操作技巧能够让我们灵活高效地处理数据。

2.1　列表

列表（list）是 Python 中的基本数据结构，用于存储一系列数据。列表的值也称为元素。列表中元素的数据类型可以是相同的，也可以是不同的。

2.1.1　列表的创建

列表可以用一对方括号创建，其中的元素用逗号分隔。例如：

```
>>> mylist = ['a', 1, True, 1.96]
>>> mylist
['a', 1, True, 1.96]
```

列表中的元素可以通过索引的方式获取，将索引值放在列表后的方括号里。例如，提取上面 mylist 列表里的字符'a'，可以输入：

```
>>> mylist[0]
'a'
```

请注意，上面方括号里填的数字是 0，而不是 1。这是因为 Python 的索引是从 0 开始的。这和 C、C++、Java 等语言是一样的，但跟 R 语言是不同的（R 语言从 1 开始索引）。列表还可以用负数从末尾开始索引。例如，要提取 mylist 列表里面最后一个元素，可以输入：

```
>>> mylist[-1]
1.96
```

上面的命令等价于：

```
>>> mylist[3]
1.96
```

列表还可以借助 list 函数来定义。例如，创建一个包含数字 0~9 的列表，可以使用下面的命令：

```
>>> seq = list(range(10))
>>> seq
[0, 1, 2, 3, 4, 5, 6, 7, 8, 9]
```

上面的命令中使用了 range 函数，该函数可以用于生成等间隔数列，默认从 0 开始，不含终点值，间隔为 1。因此，上面的命令等价于：

```
>>> seq  = list(range(0, 10, 1))
>>> seq
[0, 1, 2, 3, 4, 5, 6, 7, 8, 9]
```

函数 list 还可以用于将其他类型的对象转化为列表类型。例如：

```
>>> list("Python")
['P', 'y', 't', 'h', 'o', 'n']
```

2.1.2 列表基本操作

列表中的元素是可以修改的，例如：

```
>>> odd_numbers = [1, 3, 5, 7, 8]
>>> odd_numbers
[1, 3, 5, 7, 8]
>>> odd_numbers[4] = 9
>>> odd_numbers
[1, 3, 5, 7, 9]
```

两个列表可以使用"+"号进行连接组成一个列表，例如：

```
>>> a = [1, 2, 3]
>>> b = [4, 5, 6]
>>> a + b
[1, 2, 3, 4, 5, 6]
```

"*"号也可以用于列表，用于将列表重复指定的次数。例如：

```
>>> a * 3
[1, 2, 3, 1, 2, 3, 1, 2, 3]
```

"："号操作符可以对列表进行切片操作，即选取列表的子集。建立一个包含数字 1～10 的列表：

```
>>> x = [1, 2, 3, 4, 5, 6, 7, 8, 9, 10]
```

如果只想获取前 4 个数字，可以输入：

```
>>> x[0:4]
[1, 2, 3, 4]
```

"："号操作符的索引规则是 start:stop:step。请注意，stop 值不包含在索引内，即区间是左闭右开的。start 的默认值是 0，step 的默认值是 1。因此，上面的代码等价于：

```
>>> x[0:4:1]
[1, 2, 3, 4]
>>> x[:4]
[1, 2, 3, 4]
```

如果省略 start 和 stop 的值，默认传入列表的起始位置和结束位置：

```
>>> x[::2]
[1, 3, 5, 7, 9]
```

步长 step 还可以取负值，代表逆序索引。例如：

```
>>> x[::-1]
[10, 9, 8, 7, 6, 5, 4, 3, 2, 1]
>>> x[::-2]
[10, 8, 6, 4, 2]
```

有时我们会利用切片操作对列表中的多个元素进行修改，例如：

```
>>> x[0:4] = [0, 1]
>>> x
[0, 1, 5, 6, 7, 8, 9, 10]
```

使用关键字 "in" 和 "not in" 可以判断列表中是否存在某个元素，例如：

```
>>> 2 in x
False
>>> 2 not in x
True
```

2.1.3　列表方法与函数操作

Python 为列表提供了很多方法和函数，用它们可以简化列表的操作。常用的操作有添加元素、删除元素、列表排序等。列表方法的调用语法是 x.methods(arguments)，即在列表名后面加点号然后加函数。

1. 添加元素

使用 append 方法可以将元素添加到列表的尾部。例如：

```
>>> x = [1, 2, 3, 4, 5, 6, 7, 8, 9, 10]
>>> x.append(11)
>>> x
[1, 2, 3, 4, 5, 6, 7, 8, 9, 10, 11]
```

使用 insert 方法可以将元素插入列表中指定的位置：

```
>>> x.insert(2, 12)
>>> x
[1, 2, 12, 3, 4, 5, 6, 7, 8, 9, 10, 11]
```

使用 extend 方法可以将另一个列表的元素添加到已有的列表里：

```
>>> x.extend([13, 14])
>>> x
[1, 2, 12, 3, 4, 5, 6, 7, 8, 9, 10, 11, 13, 14]
```

注意，上面的操作与使用 "+" 操作符不同。使用 "+" 操作符时，原来的列表保持不变，而列表方法会改变原来的列表。

2. 删除元素

Python 中有多种方法可以删除列表中的元素。其中 pop 方法可以删除并返回指定位置的元素：

```
>>> x.pop(2)
12
>>> x
[1, 2, 3, 4, 5, 6, 7, 8, 9, 10, 11, 13, 14]
```

如果不指定参数，则默认删除和返回最后一个元素：

```
>>> x.pop()
14
>>> x
[1, 2, 3, 4, 5, 6, 7, 8, 9, 10, 11, 13]
```

列表中的元素也可以通过 remove 方法删除，该方法会定位列表中第一个符合要求的值并删除它。不同于 pop，该方法不会返回删除的值。

```
>>> x.remove(13)
>>> x
[1, 2, 3, 4, 5, 6, 7, 8, 9, 10, 11]
```

如果想删除列表中所有的元素，可以使用 clear 方法：

```
>>> x.clear()
>>> x
[]
```

3. 排序

排序是对列表（尤其是数值列表）的一种常用操作。使用 sort 方法可以对列表进行排序：

```
>>> x = [7, 2, 5, 1, 3]
>>> x.sort()
>>> x
[1, 2, 3, 5, 7]
```

如果不想改变原始列表，可以使用函数 sorted，并将结果赋给新的变量。例如：

```
>>> age = [32, 28, 18, 45, 22]
>>> age1 = sorted(age)
>>> age1
[18, 22, 28, 32, 45]
>>> age
[32, 28, 18, 45, 22]
```

函数 sorted 中有一个参数 "reverse"，其默认取值是 False，即按升序排列，将其改为 True 实现对列表的降序排列：

```
>>> age2 = sorted(age, reverse = True)
>>> age2
[45, 32, 28, 22, 18]
```

此外，reverse 方法可以将列表按照位置进行翻转排列：

```
>>> age.reverse()
>>> age
[22, 45, 18, 28, 32]
```

请注意 reverse 方法与函数 sorted 中 "reverse" 参数的区别。

4. 简单统计

Python 的内置函数 len、min、max、sum 等可以实现对列表元素的简单统计。例如：

```
>>> x = [1, 1, 2, 2, 2, 3, 3, 4, 5]
>>> len(x)        # 获取列表长度
9
>>> min(x)        # 获取列表中的最小值
1
>>> max(x)        # 获取列表中的最大值
5
>>> sum(x)        # 对列表元素求和
23
```

使用 count 方法可以统计列表中相同元素的个数：

```
>>> x.count(2)
3
```

此外，index 方法可以从列表中找出某个值第一个匹配项的索引位置：

```
>>> x.index(3)
5
```

以上介绍了列表的概念和基本操作。列表是 Python 里最核心的数据结构，熟悉列表的基本概念和操作技巧能让我们更好地理解其他类型的数据结构。

2.2　元组

元组（tuple）与列表类似，但元组是不可变的。也就是说，元组一旦被创建就不可以被修改了。

2.2.1　元组的创建

元组可以用一对圆括号创建，其中的元素用逗号分隔。例如：

```
>>> tup = (1, 2, 3)
>>> tup
(1, 2, 3)
```

创建元组的圆括号是可以省略的：

```
>>> tup = 1, 2, 3
>>> tup
(1, 2, 3)
```

笔者建议初学者在创建元组时尽量使用圆括号，尤其是在创建比较复杂的元组时。这样能使代码更清晰。当创建的元组只包含一个元素时，元素后面需要加上逗号。例如：

```
>>> (1,)
(1,)
```

与列表一样，元组的元素也可以是各种类型的对象的混搭，包括数值、字符串、元组、列表等，甚至是函数和文件对象等。例如：

```
>>> mytup = ('foo', [1, 2, 3], True)
>>> mytup
('foo', [1, 2, 3], True)
```

元组除了使用逗号分隔来创建，还可以借助 tuple 函数创建。

```
>>> tuple([1, 2, 3])
(1, 2, 3)
>>> tuple("Python")
('P', 'y', 't', 'h', 'o', 'n')
```

2.2.2　元组的操作

元组的特性与列表很类似。元组对操作符（+、*、in）和内置函数（len、min、max、sum）的使用和列表是一样的，因为这些操作都不会修改元组的元素。

```
>>> ('a',) + ('b',)
('a', 'b')
>>> ('a',) * 3
('a', 'a', 'a')
>>> 'y' in tuple("Python")
True
>>> tup = (1, 1, 2, 2, 2, 3, 3, 4, 5)
>>> len(tup)
9
>>> min(tup)
1
>>> max(tup)
5
>>> sum(tup)
23
```

索引和切片的用法和列表也是一样的，但是不能用来添加、删除、替换元组中的元素。

```
>>> tup[0]
1
>>> tup[-1]
5
>>> tup[0:3]
(1, 1, 2)
>>> tup[::2]
(1, 2, 2, 3, 5)
```

元组是不可修改的，所以不能使用 append 和 pop 等方法。元组的方法只有两个，即 count 和 index。

```
>>> tup.count(2)
3
>>> tup.index(3)
5
```

利用中间变量交换变量的值是一种常见的操作。在其他语言中，代码可能如下：

```
# a 和 b 是已经创建的变量，tmp 是临时变量
tmp = a
a = b
b = tmp
```

在 Python 中可以利用元组直接交换两个变量的值而无须创建临时变量。例如：

```
>>>  a = 1
>>>  b = 2
>>>  a, b = b, a
>>>  a
2
>>>  b
1
```

以上介绍了元组的概念和基本操作。相比于列表，元组不能修改的特性看起来失去了一定的灵活性，实质上增加了数据的安全性。此外，元组比列表占用的内存更少。如果不需要修改元素，那么使用元组的效率会比列表更高。在后面我们会看到，元组广泛地用于函数中参数的传递，还常常被用作字典的键。

2.3　字典

字典（dictionary）提供了关联数组的功能。字典拥有灵活的"键值对"集合，其中键和值

都是 Python 对象。用户可以按照字典中的键查找到对应的值。需要注意的是，字典中的键值对是无序的。

2.3.1   字典的创建

字典可以用一对大括号创建，其中的键和值用冒号连接，键值对用逗号分隔。例如：

```
>>> birth = {'Newton' : 1643, "Darwin" : 1809, "Turing" : 1912}
>>> birth
{'Newton': 1643, 'Darwin': 1809, 'Turing': 1912}
```

相较于列表或元组，使用字典能更简单直观地提取数据。例如：

```
>>> birth['Newton']
1643
```

Python 提供了 keys 和 values 方法，用它们可以分别获取键和值的内容。而 items 方法则可以获取所有键值对。

```
>>> birth.keys()
dict_keys(['Newton', 'Darwin', 'Turing'])
>>> birth.values()
dict_values([1643, 1809, 1912])
>>> birth.items()
dict_items([('Newton', 1643), ('Darwin', 1809), ('Turing', 1912)])
```

字典还可以用函数 dict 来定义，例如：

```
>>> dict(a = 1, b = 2, c = 3)
{'a': 1, 'b': 2, 'c': 3}
```

由于字典本质上是含有两个元素的元组的集合，函数 dict 也可以接受包含多个二元元组的列表作为参数来定义。例如：

```
>>> dict([('a', 1), ('b', 2), ('c', 3)])
{'a': 1, 'b': 2, 'c': 3}
```

上面的命令等价于：

```
>>> x = ('a', 'b', 'c')
>>> y = (1, 2, 3)
>>> dict(zip(x, y))
{'a': 1, 'b': 2, 'c': 3}
```

上面用到了 zip 函数，该函数用于将可迭代的对象中对应的元素打包成多个元组。我们可以用函数 list 或 tuple 查看 zip 函数返回的对象：

```
>>> list(zip(x, y))
[('a', 1), ('b', 2), ('c', 3)]
```

2.3.2　字典的操作

字典中的值可以通过键用方括号[ ]访问，但是当输入的键在字典中不存在时，会引发 KeyError。例如：

```
>>> birth['newton']
Traceback (most recent call last):
  File "<ipython-input-82-551e87e5f651>", line 1, in <module>
    birth['newton']
KeyError: 'newton'
```

Python 提供了 get 方法获取字典中的值，而且还可以避免这种异常。

```
>>> birth.get('Newton')
1643
>>> birth.get('newton')
```

在字典里添加键值对有多种方法。例如：

```
>>> birth['Galton'] = 1822       # 加入一个新的字典元素，键为 Galton，值为 1822
>>> temp = {'Pearson' : 1857,  'Fisher' : 1890}      # 新建字典 temp
>>> birth.update(temp)           # 用字典 temp 更新字典 birth
>>> birth
{'Newton': 1643,
 'Darwin': 1809,
 'Turing': 1912,
 'Galton': 1822,
 'Pearson': 1857,
 'Fisher': 1890}
```

使用函数 len 查看当前字典的长度：

```
>>> len(birth)
6
```

使用 pop 方法可以从字典中删除某个值，并且返回该值：

```
>>> birth.pop('Pearson')
1857
```

```
>>> len(birth)
5
```

想要清空字典，可以使用 clear 方法：

```
>>> birth.clear()
6
>>> birth
{}
```

2.4　集合

集合（set）是由对象组成的无序集。集合类似于字典，但没有键值对的概念。此外，集合中的元素具有唯一性。

2.4.1　集合的创建

集合可以用一对大括号或者函数 set 创建，当集合里出现相同的元素时，集合只保留一个。例如：

```
>>> {1, 2, 3, 1, 3, 5}
{1, 2, 3, 5}
>>> set([1, 2, 3, 1, 3, 5])
{1, 2, 3, 5}
```

2.4.2　集合的操作

在对集合进行操作时，一定要注意集合的"无序"和"唯一"两个特性。方法 add 和 remove 分别可以在集合中添加和删除某个元素。

```
>>> a_set = {1, 2, 3, 4, 5}
>>> a_set.add(9)
>>> a_set
{1, 2, 3, 4, 5, 9}
>>> a_set.remove(9)
>>> a_set
{1, 2, 3, 4, 5}
```

集合支持数学上的并集、交集、差集等集合操作。其中，并集可以通过 union 方法或者"|"操作符实现：

```
>>> b_set = {4, 5, 6, 7, 8}
>>> a_set.union(b_set)
{1, 2, 3, 4, 5, 6, 7, 8}
>>> a_set | b_set
{1, 2, 3, 4, 5, 6, 7, 8}
```

交集可以通过 intersection 方法或者 "&" 操作符实现:

```
>>> a_set.intersection(b_set)
{4, 5}
>>> a_set & b_set
{4, 5}
```

差集可以通过 difference 方法或者 "–" 操作符实现:

```
>>> a_set.difference(b_set)
{1, 2, 3}
>>> a_set - b_set
{1, 2, 3}
```

要判断某个元素是不是集合的元素,可以使用 "in" 操作符,返回一个逻辑值。

```
>>> 4 in a_set
True
```

要判断某个集合是不是集合的子集,可以使用 issubset 方法,也会返回一个逻辑值。

```
>>> {1, 2, 3}.issubset(a_set)
True
```

此外,方法 pop 和 clear 也可以用于集合,使用方式与列表或字典类似。

2.5　习题

1. Python 中有哪些基本的数据结构?列表和元组的区别有哪些?
2. 请创建一个包含三个元素的列表。其中第一个元素是由小写字母 a ~ d 构成的元组,第二个元素是由数字 1 ~ 5 构成的列表,第三个元素是字符串 "Python"。
3. 使用下面的命令创建两个集合 set1 和 set2,求这两个集合的并集、交集、差集。

```
>>> set1 = {1, 4, 5, 1, 2, 3, 2, 5}
>>> set2 = {1, 2, 6, 2, 3, 7, 3, 4}
```

第 3 章　控制流、函数与文件操作

第 2 章介绍了 Python 的基本数据结构及其操作，现在我们已经可以构建一些简单的数据处理程序了。然而，对于一些比较复杂的、带有重复性的工作，我们需要用到循环和控制语句以及函数。本章主要介绍 Python 的三种控制流：if-else 条件语句、for 循环语句和 while 循环语句。此外，本章还会简要介绍函数的基本概念和文件的读写操作，以便帮助读者建立从数据读入，到数据处理与分析，再到结果保存的概念框架体系。

3.1　条件语句

在 Python 中，条件语句使用关键字 if、elif、else 来表示，其基本语法格式如下：

```
if condition:
    if-block
elif condition:
    elif-block
else:
    else-block
```

其中，condition 是条件判断，结果必须是逻辑值；冒号 ":" 是语句块开始的标记，冒号后面语句的缩进必须是一致的（一般用 4 个空格或一个<Tab>键），直到代码块结束；elif_block 和 else_block 是可选的。

3.1.1　简单条件结构

最简单的条件结构可以只包含一个 if 语句。

```
>>> x = -2        # 初始化一个变量值
>>> if x < 0:
...     print("Negative")
...
Negative
```

更多情况下，if 语句后面需要接一个 else 代码块。例如：

```
>>> number = 2021        # 初始化一个变量值
>>> if number % 2 == 0:
...     print('Even number')
... else:
...     print('Odd number')
...
Odd number
```

上面的条件语句也可以简写成一行：

```
>>> 'Even number' if number % 2 == 0 else 'Odd number'
'Odd number'
```

3.1.2　嵌套条件结构

在很多情况下，程序需要两种以上的判断，这时就需要用到嵌套条件结构了。

```
>>> a = 1; b = 2        # 初始化变量值
>>> if a < b:
...     print('a is less than b')
... elif a == b:
...     print('a is equal to b')
... else:
...     print('a is greater than b')
...
a is less than b
```

请注意，一个 if 语句可以接多个 elif 语句块和一个 else 语句块。else 语句后面没有条件，如果所有的 elif 条件均为 False，则执行 else 语句块。

条件结构中的条件语句经常用到逻辑运算符（如 and、or、not 等）和逻辑函数（如 any、all）。在逻辑运算符中，and 表示"逻辑与"，or 表示"逻辑或"，not 表示"逻辑非"。函数 any 在只要有一个参数为 True 时就返回 True，而函数 all 在所有参数为 True 时才返回 True。例如：

```
>>> a = 1; b = 2; c = 3        # 初始化变量值
>>> if a < b and all([a > 0, b > 0, c > 0]):
...     print("Made it")
...
Made it
```

3.2　循环语句

3.2.1　for 循环

for 语句是最常见的循环语句，用于遍历一个序列集合（如列表或元组）。for 循环语句可以有效地缩减重复性的代码，其基本语法格式如下：

```
for item in container:
    for-block
else:
    else-block
```

其中，item 是循环变量，container（容器）代表某种可迭代值的集合（如列表）。for-block 是循环体。在 for 语句中，首先会将容器的第一个元素赋给循环变量，然后执行冒号之后缩进的代码块。执行完成后，继续把容器的下一个元素赋给循环变量，然后执行冒号后面的循环体。如此循环，直到遍历完容器中所有的元素。else 部分是可选的，一般很少被用到。

```
>>> # 输出 1 ~ 20 内能被 3 整除的数
>>> for i in range(1, 21):
...     if i % 3 == 0:
...         print(i, end = " ")
...
3 6 9 12 15 18
```

函数 range 常常被当作范围生成器。需要注意的是，range 函数是左闭右开的，即 range(1, 21) 是指 1 ~ 20，不包含 21。

3.2.2　while 循环

while 循环会在条件符合时一直执行代码块，直到条件判断为 False 或者以 break 结尾时才结束，其基本语法格式如下：

```
while condition:
    while-block
else:
    else-block
```

其中，condition 是一个逻辑表达式，其运算结果为 True 或 False。当 condition 为 True 时，while-block 的代码就会重复执行下去；当 condition 为 False 时，执行 else-block 的代码。else 部分是可选的，一般很少被用到。

```
>>> # 输出 1~20 内能被 3 整除的数
>>> i = 1
>>> while i < 20:
...     if i % 3 == 0:
...         print(i, end = " ")
...     i = i + 1
...
3 6 9 12 15 18
```

3.3 函数

3.3.1 定义函数

函数（function）是对程序逻辑进行过程化和结构化的一种方法。函数的最大优点是增强了代码的重用性和可读性。Python 标准库以及第三方库中有大量的函数供用户直接使用，足以完成常规的数据分析工作。用户也可以自己定义函数，其基本语法如下：

```
def function_name(parameter1, parameter2, …):
    function_body
```

定义函数代码以关键字 def 开头，后面接函数名、一对圆括号和一个冒号。圆括号内是需要传入的参数，可以是 0 个，也可以是多个。后面的函数体用于实现函数功能，函数体中每行语句需要缩进（4 个空格或一个<Tab>键）。函数体一般以 return 语句结束。例如：

```
>>> def square(x):
...     return x ** 2
```

调用函数只需使用函数名，并把参数传入函数：

```
>>> square(3)
9
```

3.3.2 默认参数

定义函数时，可以为函数的参数指定默认值。实际上，各种库的函数里许多参数都有默认值。这些默认值使得用户在调用函数时无须输入太多内容，只需为那些不带默认值的参数提供值即可。例如，下面定义一个函数，求给定值的幂。

```
>>> def power(x, n = 2):
...     return x ** n
```

调用函数 power 时，只需为 *x* 提供参数值即可，第二个参数会取默认值 2。

```
>>> power(3)
9
```

也可以为参数 *n* 指定一个值：

```
>>> power(3, n = 3)
27
```

如果不输入参数名，Python 会按照函数中参数的顺序指定参数值，即上面的命令等价于：

```
>>> power(3, 3)
```

3.3.3　任意参数

在 Python 中，函数的帮助文档会出现*args 和**kwargs 这样的关键字，它们分别代表"arguments"（参数）和"keyword arguments"（关键字参数）。*args 和**kwargs 都可以用来代表函数中的一个或任意多个参数。

*args 传入元组类型的参数。例如，使用*args 编写一个用于计算任意多个数值的平均值的函数：

```
>>> def my_mean(*args):
...     sum = 0
...     for i in args:
...         sum = sum + i
...     return sum/len(args)
...
>>> my_mean(1,2,6)
3.0
```

**kwargs 与*args 类似，但它传入的不是单纯的一系列值，而是类似于字典的键值对形式，并通过关键字为参数赋值。例如：

```
>>> def person(id, **kwargs):
...     print(id)
...     print(kwargs.get('sex'))
...     print(kwargs.get('age'))
...
>>> person(1, sex = 'male', age = 23)
1
male
23
```

3.3.4　匿名函数

Python 还可以使用 lambda 来创建匿名函数。确切地说，lambda 只是一个表达式，其函数体比用 def 定义的函数简单得多。此外，lambda 函数拥有自己的命名空间，且不能访问自由参数列表之外的参数。例如，要计算表达式 $2x$ 的值，可以简单地定义一个 lambda 函数来实现：

```
>>> double = lambda x: x * 2
>>> double(4)
8
```

匿名函数在数据分析中非常有用，因为很多问题中的数据变形函数都可以作为函数的参数。在后面我们会看到，由于匿名函数代码量小（因而也更清晰），将它作为参数进行传值比写一个完整的函数更灵活方便。

3.4　文件操作

对文件进行读写操作是数据分析的常见任务。本节将介绍用 Python 的内置函数进行文件的读写操作。计算机中的数据通常有两种类型：文本文件和二进制文件。后缀名是 txt 的文件是典型的文本文件。常用于存储表格数据的 CSV 文件和 Excel 文件也是文本文件。而可执行的程序软件、图像、视频等文件通常是二进制文件。

3.4.1　读取 txt 文件

文件处理的第一步是打开文件。Python 的内置函数 open 可用于打开一个文本文件并返回文件对象。该函数最重要的两个参数是"file"和"mode"。其中参数"mode"的默认值是"r"，表示读文件模式。

假设在当前目录下存有一个名为"patients.txt"的文本文件，则可以使用下面的命令读取并显示该文件：

```
>>> f = open(file = "patients.txt")
>>> content = f.read()
>>> print(content)
ID sex age pain
1 male 25 mild
2 female 34 severe
3 male 38 medium
4 female 28 medium
5 male 52 severe
```

函数 open 用于访问文件，它会返回一个 file（文件）对象。read 方法用于一次性读取文件的全部内容，Python 会将读取结果表示成一个 str（字符串）对象。

使用 readline 和 readlines 方法可以按行读取文件。调用 readline 方法会读取文件一行的内容，返回一个字符串。第一次调用 readline 将返回 file 对象的第一行（包括换行符在内），第二次调用 readline 会返回第二行（如果存在），依此类推。而调用 readlines 方法将读取文件中所有的行，并返回一个字符串列表。

```
>>> f.readlines()
['1 male 25 mild\n',
 '2 female 34 severe\n',
 '3 male 38 medium\n',
 '4 female 28 medium\n',
 '5 male 52 severe\n']
```

当使用 open 访问文件对象时，在结束时关闭文件是非常重要的。关闭文件会将资源释放回计算机：

```
>>> f.close()
```

3.4.2   写入 txt 文件

使用 open 函数写文件与读文件的方法类似，唯一的区别是在调用 open 函数时需要将其参数 "mode" 的值设为 "w" "x" 或 "a"。表 3-1 列出了函数 open 访问文件的模式及其功能描述。其中，"b" 和 "t" 用于添加到别的模式中，例如 "rt" 表示读文本文件。由于 "r" 和 "t" 都是默认的模式设置，所以都可以省略，再如 "wt" 等价于 "w"。

表 3-1   函数 open 访问文件的模式

model（模式）	功能描述
r	只读模式（默认）
w	只写模式，创建新文件，存在同名路径时会替换原文件
x	只写模式，存在同名路径时会创建失败
a	添加到已经存在的文件，如果不存在就创建新文件
b	二进制文件模式
t	文本文件模式（默认）
+	读写模式

将文本写入文件，可以使用 write 或 writelines 方法（注意，不存在 writeline 方法）。write 方法用于写一个字符串，如果字符串中包含了换行符（"\n"），则可以一次性地写入多行。writelines 方法的参数是字符串列表，它将字符串逐个写入 file 对象，但不会写入换行符。如果

列表中的字符串以换行符结尾，则它们将被写成多行，否则在文件中就会连在一起。

下面的代码将会在当前工作目录下创建一个名为"myfile.txt"的文件：

```
>>> f = open("myfile.txt", mode = "w")
>>> f.write("Hello, World\nHello, Python")
>>> f.close()
```

使用下面的命令查看数据是否被成功地写入了文件：

```
>>> f = open('myfile.txt', 'r')
>>> print(f.read())
Hello, World
Hello, Python
>>> f.close()
```

假设在当前目录下存有一个名为"patients.txt"的文本文件，则可以将参数 mode 设为"a"在其末尾写入数据：

```
>>> f = open("patients.txt", mode = "a")
>>> f.write("6 female 34 mild")
>>> f.close()
```

3.4.3 读写 CSV 文件

CSV 文件也称逗号分隔值（comma separated value）文件，它是一种特殊的文本文件，常用于存储表格数据。虽然本书大部分时候会使用 Pandas 库的函数读写 CSV 文件，但熟悉 Python 内置 csv 模块也是有必要的。

首先，使用下面的命令新建一个名为"patients.csv"的文件：

```
>>> import csv            # 导入 csv 库
>>> content = [["ID", "sex", "age", "pain"],
...            [1, "male", 25, "mild"],
...            [2, "female", 34, "severe"],
...            [3, "male", 38, "medium"],
...            [4, "female", 28, "medium"],
...            [5, "male", 52, "severe"]]
>>> f = open("Python_book/patients.csv", mode = "w", newline = "")
>>> data = csv.writer(f)            # 生成 writer 对象
>>> data.writerows(content)         # 将数据写入文件
>>> f.close()                       # 关闭文件
```

在上面的代码中，函数 open 里面的参数"newline"设为空，否则在 CSV 文件中行与行之间会出现空行。我们可以用下面的命令读取所建立的"patients.csv"文件：

```
>>> f = open("patients.csv", mode = "r")
>>> reader = csv.reader(f)
>>> for row in reader:
...     print(row)
['ID', 'sex', 'age', 'pain']
['1', 'male', '25', 'mild']
['2', 'female', '34', 'severe']
['3', 'male', '38', 'medium']
['4', 'female', '28', 'medium']
['5', 'male', '52', 'severe']
>>> f.close()
```

3.5　习题

1. 分别用 for 循环和 while 循环计算 1～100 的所有整数的平方和。
2. 编写一个函数，输入参数是大于 1 的整数，判断这个数是不是质数。
3. 函数 open 的文件打开模式 mode 参数设为 "wb" 表示什么意思？
4. 假定要打开名为 myfile.txt 的文件，并在其末尾写入一些数据，可以采用什么命令？

第 4 章　NumPy 基础

NumPy 是 Numerical Python 的简称，它是 Python 数值计算中很重要的库。NumPy 库包含很多功能，如创建多维数组、数组统计运算、数值积分、线性代数运算、生成随机数等。

4.1　创建数组对象

Python 的标准库中提供了列表类型保存值，但因为列表中的元素可以是任何对象，很多时候会浪费计算机的内存，并增加运算的时间。NumPy 弥补了这个缺陷，它提供的多维数组 ndarray 对象用于存储单一数据类型。

4.1.1　使用函数 array 创建数组对象

创建 ndarray 最简单的方式就是使用 array 函数。array 函数接收任意的序列型对象（例如列表、元组、数组），但要求对象里所有元素具有相同的类型。例如，创建一个一维数组：

```
>>> import numpy as np              # 导入 NumPy 库
>>> data1 = [1, 3, 5, 7]
>>> arr1 = np.array(data1)
>>> arr1
array([1, 3, 5, 7])
```

用嵌套序列，例如等长的列表，可以创建多维数组。下面的命令创建了一个二维数组（矩阵）：

```
>>> data2 = [[1, 2, 3, 4], [5, 6, 7, 8], [9, 10, 11, 12]]
>>> arr2 = np.array(data2)
>>> arr2
array([[ 1,  2,  3,  4],
       [ 5,  6,  7,  8],
       [ 9, 10, 11, 12]])
```

在创建数组时，函数 array 会自动推断数组中元素的数据类型并保存在属性 dtype 中。用户也可以通过设定参数"dtype"自己定义数据类型。例如：

```
>>> arr3 = np.array(data2, dtype = "float64")     # 创建浮点型数组
>>> arr3.dtype
dtype('float64')
```

除了 dtype 属性，数组对象还有 ndim、shape、size 等属性。

```
>>> arr3.ndim          # 维度数
2
>>> arr3.shape         # 每一维度的长度
(3, 4)
>>> arr3.size          # 元素个数
12
```

4.1.2 使用专门函数创建数组对象

通过 array 函数使用序列创建数组的效率并不高。NumPy 提供了很多专门用于创建数组的函数。例如：

```
>>> np.arange(10)
array([0, 1, 2, 3, 4, 5, 6, 7, 8, 9])
```

函数 arange 类似于 Python 的内置函数 range，但它主要用来创建数组。用户可以通过设定参数"start"（初始值）、"stop"（终值）和"step"（步长）控制函数 arange 的输出。与函数 range 类似，创建的数组不包含终值。例如：

```
>>> np.arange(0, 1, 0.2)
array([0. , 0.2, 0.4, 0.6, 0.8])
```

当 arange 的参数是浮点型的时候，不太好控制数组中元素的个数。这时可以使用 linspace 函数，它的第三个参数用于指定元素的个数。需要注意的是，linspace 创建的数组默认包含终值。

```
>>> np.linspace(0, 1, 5)
array([0.  , 0.25, 0.5 , 0.75, 1.  ])
```

函数 logspace 与 linspace 类似，不同的是它所创建的数组是等比数列。在函数 logspace 中，初始值和终值代表的是 10（默认基数）的幂次，第三个参数是元素的个数。

```
>>> np.logspace(0, 1, 5)
array([ 1.    ,  1.77827941,  3.16227766,  5.62341325, 10.    ])
```

在创建数组时，我们经常需要把某个或某些值重复若干次，这可以通过函数 repeat 实现。

例如：

```
>>> np.repeat(3, 4)          # 把数字 3 重复 4 次
array([3, 3, 3, 3])
>>> x = np.array([1, 2, 3])
>>> np.repeat(x, 2)          # 把数字 1、2、3 各重复 2 次
array([1, 1, 2, 2, 3, 3])
>>> np.repeat(x, [2, 4, 3])      # 把数字 1、2、3 分别重复 2 次、4 次、3 次
array([1, 1, 2, 2, 2, 2, 3, 3, 3])
```

在矩阵运算中，我们经常需要创建一些特殊的矩阵，例如零矩阵、对角阵、单位阵等。NumPy 提供了一系列函数用于创建特殊的数组。下面的代码展示了它们的基本用法：

```
>>> np.zeros(5)              # 创建零向量
array([0., 0., 0., 0., 0.])
>>> np.zeros([3, 3])         # 创建零矩阵
array([[0., 0., 0.],
       [0., 0., 0.],
       [0., 0., 0.]])
>>> np.ones(5)               # 创建元素全为 1 的向量
array([1., 1., 1., 1., 1.])
>>> np.ones([2, 3])          # 创建元素全为 1 的矩阵
array([[1., 1., 1.],
       [1., 1., 1.]])
>>> np.diag([1, 2, 3, 4])    # 创建对角阵
array([[1, 0, 0, 0],
       [0, 2, 0, 0],
       [0, 0, 3, 0],
       [0, 0, 0, 4]])
>>> np.eye(4)                # 创建单位阵
array([[1., 0., 0., 0.],
       [0., 1., 0., 0.],
       [0., 0., 1., 0.],
       [0., 0., 0., 1.]])
```

4.1.3　生成伪随机数

NumPy 中的 random 模块提供了生成各种分布的随机数的函数。例如，函数 randint 可以生成指定范围的随机整数：

```
>>> np.random.randint(0, 10, 3)
array([2, 7, 7])
```

上面的命令在 0 ~ 10 内（包括 0，不包括 10）随机生成了 3 个整数。因为是随机数，所以每次运行代码得到的结果很可能不一样。

函数 randint 的第三个参数 size 还可以是元组，用于设置生成的数组的维度和各维度的长度。下面的命令在 0 ~ 10 内（不含 10）生成 6 个随机整数，并排列成一个 2 行 3 列的数组：

```
>>> np.random.randint(0, 10, (2, 3))
array([[4, 8, 9],
       [0, 9, 6]])
```

函数 randn 可以用于生成服从标准正态分布的随机数。例如：

```
>>> np.random.randn(10)          # 生成服从标准正态分布的 10 个随机数
array([-1.75005132, -1.22677561, -0.19640399,  0.37306026,  0.06947913,
       -0.11228089,  0.24786764,  0.57110556,  1.01362308,  1.66702412])
>>> np.random.randn(4, 2)        # 生成服从标准正态分布的 8 个随机数并排成 4 行 2 列
array([[ 0.25622968,  0.41905032],
       [-1.10485527,  1.2726735 ],
       [-1.22236609, -0.4985056 ],
       [-0.82728935, -1.19469642]])
```

上述随机数实际上是计算机根据随机数生成器中的随机数种子生成的，所以通常称之为伪随机数。如果不设定种子，每次显示的结果很可能不同。为了可以重复利用之前生成的数据，我们可以通过 np.random.seed 设置随机数种子。

```
>>> np.random.seed(1234)
```

表 4-1 列出了 NumPy 中 random 模块常用的随机数函数。

表 4-1　NumPy 中 random 模块常用的随机数函数

函数	功能描述
np.random.seed	设定随机数生成器的种子数
np.random.permutation	返回一个序列的随机排列
np.random.shuffle	将一个序列进行随机排序
np.random.rand	生成服从区间[0, 1)上的均匀分布的随机数
np.random.randint	生成给定区间内的随机整数
np.random.randn	生成服从标准正态分布的随机数
np.random.binomial	生成服从二项分布的随机数
np.random.poisson	生成服从 Poisson 分布的随机数
np.random.normal	生成服从正态分布的随机数（默认为标准正态分布）
np.random.uniform	生成服从指定区间上均匀分布的随机数（默认为[0, 1]区间）

续表

函数	功能描述
np.random.chisquare	生成服从 χ^2 分布的随机数
np.random.beta	生成服从 Beta 分布的随机数
np.random.gamma	生成服从 Gamma 分布的随机数

4.2　数组操作

4.2.1　数组重塑

对于定义好的数组，可以通过 reshape 方法改变数组的维度。例如，下面的命令把一个长度为 12 的一维数组重塑成了一个包含 3 个长度为 4 的向量的二维数组：

```
>>> arr1 = np.arange(12)
>>> arr1
array([ 0,  1,  2,  3,  4,  5,  6,  7,  8,  9, 10, 11])
>>> arr2 = arr1.reshape(3, 4)
>>> arr2
array([[ 0,  1,  2,  3],
       [ 4,  5,  6,  7],
       [ 8,  9, 10, 11]])
```

与 reshape 方法相反的是 ravel 方法，它可以将数组扁平化。

```
>>> arr3 = arr2.ravel()
>>> arr3
array([ 0,  1,  2,  3,  4,  5,  6,  7,  8,  9, 10, 11])
```

需要注意的是，reshape 方法和 ravel 方法都不会改变原来的数组。如果要保存重塑后的数组，需要重新命名保存。

4.2.2　数组转置和轴变换

转置是数组重塑的一种特殊形式，可以通过 transpose 方法实现。

```
>>> arr4 = np.arange(6).reshape(2, 3)
>>> arr4
array([[0, 1, 2],
       [3, 4, 5]])
>>> arr4.transpose()
```

```
array([[0, 3],
       [1, 4],
       [2, 5]])
```

除了使用 transpose 方法之外，还可以直接使用数组的 T 属性进行数组转置。

```
>>> arr4.T
array([[0, 3],
       [1, 4],
       [2, 5]])
```

对于更高维的数组，transpose 方法可以接收包含轴编号的列表或元组，用于置换轴。

```
>>> arr5 = np.arange(16).reshape(2, 2, 4)
>>> arr5
array([[[ 0,  1,  2,  3],
        [ 4,  5,  6,  7]],
       [[ 8,  9, 10, 11],
        [12, 13, 14, 15]]])
>>> arr5.transpose([1, 0, 2])
array([[[ 0,  1,  2,  3],
        [ 8,  9, 10, 11]],
       [[ 4,  5,  6,  7],
        [12, 13, 14, 15]]])
```

在这里，轴已经被重新排序了。原先的第二个轴变成了第一个，原先的第一个轴变成了第二个，最后一个轴没有改变。使用 T 属性进行转置是换轴的一种特例。swapaxes 方法对指定的两个轴进行调整。

```
>>> arr5.swapaxes(1, 2)
array([[[ 0,  4],
        [ 1,  5],
        [ 2,  6],
        [ 3,  7]],
       [[ 8, 12],
        [ 9, 13],
        [10, 14],
        [11, 15]]])
```

需要注意的是，transpose 方法和 swapaxes 方法也都不会改变原来的数组。

4.2.3　数组的索引和切片

在数据分析中经常会选取符合要求的数据，NumPy 中可以通过数组的索引和切片进行数组元素的选取。一维数组的索引类似于 Python 中的列表。

```
>>> arr1 = np.arange(10)
>>> arr1
array([0, 1, 2, 3, 4, 5, 6, 7, 8, 9])
>>> arr1[3]
3
>>> arr1[-1]
9
>>> arr1[1:4]
array([1, 2, 3])
```

数组的切片返回的是一个原始数组的视图，并不会产生新的数据。但对切片的操作会使原始数组发生改变，例如：

```
>>> arr1[1:4] = 999
>>> arr1
array([  0, 999, 999, 999,   4,   5,   6,   7,   8,   9])
```

从上面的结果可以看出，如果传入一个数值给数组的切片，数值将会被传递给切片中所有的元素。这一点与 Python 中的列表切片操作是不同的。如果需要的并不是原始数组的视图而是要复制数据，则可以通过 copy 方法实现。

```
>>> arr1 = np.arange(10)
>>> arr2 = arr1[1:4].copy()
>>> arr2
array([1, 2, 3])
```

对于多维数组，它的每一个维度都有一个索引值，各个维度的索引之间用逗号分隔。

```
>>> arr = np.arange(12).reshape(3, 4)
>>> arr
array([[ 0,  1,  2,  3],
       [ 4,  5,  6,  7],
       [ 8,  9, 10, 11]])
>>> arr[0, 1:3]      # 选取第 0 行中第 1 列到第 2 列的元素
array([1, 2])
>>> arr[0:2, 1:3]    # 选取第 0 行到第 1 行中第 1 列到第 2 列的元素
array([[1, 2],
       [5, 6]])
>>> arr[:, 2:4]      # 选取所有行中第 2 列到第 3 列的元素
array([[ 2,  3],
       [ 6,  7],
       [10, 11]])
```

4.3　数组运算

4.3.1　通用函数

代码的向量化能使代码更紧凑，更重要的是能获得更快的运行速度。向量化运算是 NumPy 的核心之一。通用函数（ufunc）是一种在 ndarray 数据中进行逐元素操作的函数。使用这些函数可以避免大量的循环。NumPy 中用于数组运算的通用函数大多是内置模块和 math 模块的函数的变体，如开方函数 np.sqrt、指数函数 np.exp。

```
>>> np.random.seed(1234)
>>> arr1 = np.random.randint(1, 10, (2, 4))
>>> arr1
array([[4, 7, 6, 5],
       [9, 2, 8, 7]])
>>> np.sqrt(arr1)
array([[2.        , 2.64575131, 2.44948974, 2.23606798],
       [3.        , 1.41421356, 2.82842712, 2.64575131]])
>>> np.exp(arr1)
array([[5.45981500e+01, 1.09663316e+03, 4.03428793e+02, 1.48413159e+02],
       [8.10308393e+03, 7.38905610e+00, 2.98095799e+03, 1.09663316e+03]])
```

针对一个数组的运算的函数叫作一元通用函数。表 4-2 列出了 NumPy 库中常用的一元通用函数。

表 4-2　NumPy 库中常用的一元通用函数

函数	功能描述
np.abs、np.fabs	计算绝对值
np.sqrt	计算平方根（等价于 arr ** 0.5）
np.square	计算平方（等价于 arr ** 2）
np.exp	计算自然指数
np.log、np.log2、np.log10	计算自然对数、底数是 2 的对数、底数是 10 的对数
np.sign	计算元素的符号：1 表示正、0 表示零、–1 表示负
np.floor	计算小于给定元素的最大整数
np.ceil	计算大于给定元素的最小整数
np.rint	将元素保留到整数位，并保留 dtype
np.modf	用两个数组返回数组的小数与整数部分
np.isnan	判断元素是不是 NaN，返回一个逻辑型数组

函数	功能描述
np.isfinite	判断元素是不是有限值，返回一个逻辑型数组
np.isinf	判断元素是不是无限值，返回一个逻辑型数组
np.sin、np.cos、np.tan	三角函数
np.arcsin、np.arccos、np.arctan	反三角函数
np.logical_not	对元素取逻辑非

二元通用函数接收两个数组，并返回一个数组作为结果。例如：

```
>>> arr2 = np.random.randint(1, 10, (2, 4))
>>> arr2
array([[9, 1, 6, 1],
       [7, 3, 1, 6]])
>>> np.add(arr1, arr2)
array([[13,  8, 12,  6],
       [16,  5,  9, 13]])
>>> np.maximum(arr1, arr2)
array([[9, 7, 6, 5],
       [9, 3, 8, 7]])
```

表 4-3 列出了 NumPy 库中常用的二元通用函数。

表 4-3　NumPy 库中常用的二元通用函数

函数	功能描述
add	将数组元素对应相加（等价于 arr1 + arr2）
subtract	将数组元素对应相减（等价于 arr1 - arr2）
multiply	将数组元素对应相乘（等价于 arr1 * arr2）
divide、floor_divide	除和整除（分别等价于 arr1 / arr2 和 arr1 // arr2）
power	将第一个数组的元素作为底，第二个元素对应元素作为指数求幂（等价于 arr1 ** arr2）
maximum、fmax	计算最大值，fmax 会忽略 NaN
minimum、fmin	计算最小值，fmin 会忽略 NaN
mod	求模（除法的余数）
copysign	将第二个数组中元素的符号复制给第一个数组对应元素
greater、greater_equal、less、less_equal、equal、not_equal	比较两个数组的元素（分别等价于>、>=、<、<=、==、!=）
logical_and、logical_or、logical_xor	两个数组对应元素的逻辑操作（分别等价于&、|、^）

在使用二元通用函数时，通常要求参与运算的数组具有相同的形状。如果参与运算的数组具有不同的形状，这时就要用到广播（broadcasting）机制了。例如：

```
>>> arr1 = np.arange(8).reshape(2, 4)
>>> arr1
array([[0, 1, 2, 3],
       [4, 5, 6, 7]])
>>> arr2 = np.array([1, 2, 3, 4])
>>> arr2
array([1, 2, 3, 4])
>>> arr1 + arr2
array([[ 1,  3,  5,  7],
       [ 5,  7,  9, 11]])
```

4.3.2   基本统计运算

除了通用函数，NumPy 还提供了一些基本的统计函数，用于计算常用的统计量，如均值、方差、标准差等。

```
>>> arr = np.random.randn(3, 4)
>>> arr
array([[ 0.47143516, -1.19097569,  1.43270697, -0.3126519 ],
       [-0.72058873,  0.88716294,  0.85958841, -0.6365235 ],
       [ 0.01569637, -2.24268495,  1.15003572,  0.99194602]])
>>> np.sum(arr)          # 求和
0.7051468225947267
>>> np.mean(arr)         # 求均值
0.05876223521622723
>>> np.var(arr)          # 求方差
1.1280350465184716
>>> np.std(arr)          # 求标准差
1.0620899427630748
```

上述统计运算是针对数组中所有元素进行的，运算结果是一个值。我们还可以通过设定参数“axis”对数组进行给定轴的运算，即聚合（aggregation）统计。例如：

```
>>> np.mean(arr, axis = 0)
array([ 0.50698621, -0.27872756,  0.73004455, -0.93683129])
>>> np.mean(arr, axis = 1)
array([ 0.1171995 , -0.02793885, -0.07315672])
```

除了上面提到的统计函数，常用的数组统计函数还有 np.min、np.max、np.argmin、np.argmax、np.cumsum、np.cumprod 等，具体用法可以查阅函数的帮助文档。

4.3.3 矩阵运算

矩阵是二维数组。矩阵运算与基本的数值计算有较大差别，NumPy 提供了专门的函数用于矩阵运算，例如求行列式、矩阵乘法、矩阵分解等。

矩阵的加法和减法运算可直接用 "+" 和 "−" 运算符完成。但是，使用 "*" 运算符得到的是两个数组对应元素的乘积，而不是矩阵乘法的结果。矩阵乘法需要使用函数 dot 或者 "@" 操作符实现。矩阵乘法中要求第一个矩阵的列数等于第二个矩阵的行数。先建立两个矩阵：

```
>>> mat1 = np.array([[1, 2, 3], [4, 5, 6]])
>>> mat2 = np.array([[1,2], [3, 4], [5, 6]])
>>> mat1
array([[1, 2, 3],
       [4, 5, 6]])
>>> mat2
array([[1, 2],
       [3, 4],
       [5, 6]])
>>> mat1.shape
(2, 3)
>>> mat2.shape
(3, 2)
```

mat1 是一个 2 行 3 列的矩阵，mat2 是一个 3 行 2 列的矩阵，因此它们可以相乘，结果应该是一个 2 行 2 列的矩阵。

```
>>> mat1 @ mat2
array([[22, 28],
       [49, 64]])
```

NumPy 的线性代数子模块 linalg 提供了一组用于矩阵运算的函数，例如求方阵的行列式、求逆矩阵、奇异值分解等。

```
>>> mat3 = np.arange(4).reshape(2, 2)      # 建立一个 2 行 2 列的方阵
>>> mat3
array([[0, 1],
       [2, 3]])
>>> np.linalg.det(mat3)         # 求行列式
-2.0
>>> np.linalg.inv(mat3)         # 求逆矩阵
array([[-1.5,  0.5],
       [ 1. ,  0. ]])
```

用户可以通过 help(np.linalg)命令查看模块 np.linalg 中的其他矩阵运算函数。

4.4　数组文件的保存与导入

　　NumPy 可以将数组数据以文本或二进制文件的形式存入硬盘或由硬盘导入。由于大部分用户更倾向于使用 Pandas 或其他工具载入文本或表格型数据，本节将只讨论二进制文件的保存与导入。

```
>>> np.random.seed(1234)
>>> arr1 = np.random.randn(10) np.random.seed(1234)
>>> arr1
array([ 0.47143516, -1.19097569,  1.43270697, -0.3126519 , -0.72058873,
        0.88716294,  0.85958841, -0.6365235 ,  0.01569637, -2.24268495])
>>> arr2 = np.random.randn(10)
>>> arr2
array([ 1.15003572,  0.99194602,  0.95332413, -2.02125482, -0.33407737,
        0.00211836,  0.40545341,  0.28909194,  1.32115819, -1.54690555])
>>> arr3 = arr1 + arr2
>>> np.save("result.npy", arr3)        # 将数组 arr3 保存到文件 result.npy
```

　　函数 np.save 的第一个参数是文件名（可以包含指定路径），其中文件扩展名为.npy；第二个参数是要保存的数组。硬盘上的数组文件可以使用函数 np.load 导入：

```
>>> np.load("result.npy")           # 导入文件 result.npy
array([ 1.62147089, -0.19902967,  2.3860311 , -2.33390672, -1.0546661 ,
        0.8892813 ,  1.26504183, -0.34743156,  1.33685456, -3.78959051])
```

　　如果要保存多个数组，可以使用函数 np.savez：

```
>>> np.savez("arrays.npz", arr1, arr2, arr3)       # 保存多个数组到文件 arrays.npz
>>> np.load("arrays.npz")
<numpy.lib.npyio.NpzFile object at 0x000001EE4D1639D0>
```

　　直接将.npz 文件导入，会得到一个不可直接查看的 NpzFile 对象。我们可以将其保存为一个变量，然后通过索引查看各个数组数据：

```
>>> arrays = np.load("arrays.npz")       # 导入文件 arrays.npz
>>> arrays["arr_0"]          # 数组 arr1
array([ 0.47143516, -1.19097569,  1.43270697, -0.3126519 , -0.72058873,
        0.88716294,  0.85958841, -0.6365235 ,  0.01569637, -2.24268495])
>>> arrays["arr_1"]          # 数组 arr2
array([ 1.15003572,  0.99194602,  0.95332413, -2.02125482, -0.33407737,
```

```
        0.00211836,  0.40545341,  0.28909194,  1.32115819, -1.54690555])
>>> arrays["arr_2"]         # 数组 arr3
array([ 1.62147089, -0.19902967,  2.3860311 , -2.33390672, -1.0546661 ,
        0.8892813 ,  1.26504183, -0.34743156,  1.33685456, -3.78959051])
```

如果想把数据进行压缩，可以使用函数 np.savez_compressed，其使用方法与函数 np.savez 类似，在此不再赘述。

4.5 习题

1. 使用下面的命令生成矩阵 A 和矩阵 B：

```
>>> A = np.arange(1, 7).reshape(2, 3)
>>> B = np.arange(3, 9).reshape(3, 2)
```

请用矩阵乘法计算 AB，并求 AB 的行列式和逆矩阵。

2. 请以 1 为种子数生成 1000 个服从"均值为 168，标准差为 10"的正态分布的随机样本数据，并将该数据保存到一个二进制文件。

第 5 章　Pandas 入门

Pandas 库是一个用于数据分析的开源库。它基于 NumPy 库创建，纳入了大量计算分析包和标准的数据结构。NumPy 库侧重于数值数组的处理和计算，而 Pandas 库则能够方便高效地处理包含多种数据类型的电子表格数据。在医学数据分析中，很多情况下分析者面对的就是这种表格型数据。因此，Pandas 库的应用非常广泛，是数据分析中最常用的库。本章将介绍 Pandas 的数据结构和基本操作方法。

5.1　Pandas 数据结构

Pandas 提供了两种主要的数据结构：Series 和 DataFrame。Series 类似于一维数组，DataFrame 是一种矩形的数据表。

5.1.1　Series

Series 是一种一维的数组型对象，它包含数据值序列和索引（index，也称数据标签）两部分。Series 可以用函数 Series 通过列表对象创建，例如：

```
>>> import pandas as pd     # 导入 Pandas 库
>>> obj = pd.Series([2, 4, 3, 6])
>>> obj
0    2
1    4
2    3
3    6
dtype: int64
```

输出的第一列为索引（index），第二列为数据值（value）。上面只给函数 pd.Series 传入了一个列表，并没有设置索引。这种情况下，Pandas 会自动创建一个从 0 开始、与数据长度相等的整数型索引。我们还可以在函数 pd.Series 中设置索引值：

```
>>> i = ['a', 'b', 'c', 'd']
>>> v = [2, 4, 3, 6]
```

```
>>> obj = pd.Series(data = v, index = i)
>>> obj
a    2
b    4
c    3
d    6
dtype: int64
```

Series 在结构上与字典很相似，我们也可以通过字典创建 Series：

```
>>> data = {'a': 32, 'b': 24, 'c': 45, 'd': 36}
>>> obj = pd.Series(data, name = "age")
>>> obj
a    32
b    24
c    45
d    36
Name: age, dtype: int64
```

在上面的命令中，我们通过参数"name"为 Series 对象 obj 定义了名称，这可以让数据的含义更明确。Series 的属性可以用以下命令查看或修改：

```
>>> obj.index
Index(['a', 'b', 'c', 'd'], dtype='object')
>>> obj.values
array([32, 24, 45, 36], dtype=int64)
>>> obj.name
'age'
```

5.1.2　DataFrame

Series 只能表示一维数据，而数据分析中遇到的更多的是二维表格型数据。Pandas 引入了 DataFrame 来表示表格型数据。DataFrame 能包含多列数据，每一列都可以是不同的数据类型。创建 DataFrame 有很多种方式，常用的是给函数 pd.DataFrame 传入一个由等长列表或 NumPy 数组组成的字典。例如：

```
>>> data = {'id': ['a', 'b', 'c', 'd'],
...         'age': [32, 24, 45, 36],
...         'sex': ['M', 'F', 'M', 'F'],
...         'height': [175, 161, 176, 158]}
>>> df = pd.DataFrame(data)
>>> df
   id  age sex  height
```

```
0  a  32  M    175
1  b  24  F    161
2  c  45  M    176
3  d  36  F    158
```

与 Series 类似，如果在创建 DataFrame 时没有指定索引，函数 pd.DataFrame 会自动加上。利用参数"columns"可以指定列名和顺序：

```
>>> df1 = pd.DataFrame(data, columns = ['id', 'sex', 'age', 'height'])
>>> df1
   id sex  age  height
0  a   M   32   175
1  b   F   24   161
2  c   M   45   176
3  d   F   36   158
```

如果传入的列名在数据中找不到，则会产生 NaN 值：

```
>>> df2 = pd.DataFrame(data, columns = ['id', 'sex', 'age', 'weight'])
>>> df2
   id sex  age weight
0  a   M   32   NaN
1  b   F   24   NaN
2  c   M   45   NaN
3  d   F   36   NaN
```

行标签（行名）可以通过参数"index"指定。例如，在上面的 DataFrame 中，我们可以用下面的命令将变量 id 设为行名：

```
>>> df3 = pd.DataFrame(data,
...                    columns = ['age', 'sex', 'height'],
...                    index = ['a', 'b', 'c', 'd'])
>>> df3
   age sex  height
a  32   M   175
b  24   F   161
c  45   M   176
d  36   F   158
```

我们还可以为 index 和 columns 属性设置 name：

```
>>> df3.index.name = 'id'
>>> df3.columns.name = 'variables'
>>> df3
```

```
variables   age sex   height
id
a           32  M     175
b           24  F     161
c           45  M     176
d           36  F     158
```

除了上面提到的属性，DataFrame 还有 values、dtypes、ndim 和 shape 属性，使用它们分别可以获取 DataFrame 的元素值、各列的数据类型、维度数、形状。

5.2　Pandas 对象基本操作

使用 Pandas 中的 Series 或 DataFrame 存储需要分析的数据后，一般需要对数据进行预处理，将数据转化为分析所需要的形式。对 Series 和 DataFrame 的基本操作包括索引、查询与子集选择等。

5.2.1　索引操作

索引是 Pandas 对象的一个重要操作。Series 的索引是一个一维的序列。

```
# 创建一个 Series
>>> data = {'b': 24, 'a': 32, 'd': 36, 'c': 45}
>>> s = pd.Series(data, name = "age")
>>> s
b    24
a    32
d    36
c    45
Name: age, dtype: int64
```

使用 reindex 方法可以重建 Series 的索引。

```
>>> s1 = s.reindex(['a', 'b', 'c', 'd', 'e'])
>>> s1
a    32.0
b    24.0
c    45.0
d    36.0
e    NaN
Name: age, dtype: float64
```

在上面的命令里，设置了一个不存在的索引值"e"，这时会引入缺失值 NaN。缺失值可以通过函数 isnull 或者 notnull 进行判断。

```
>>> s1.isnull()
a    False
b    False
c    False
d    False
e     True
Name: age, dtype: bool
>>> s1.notnull()
a     True
b     True
c     True
d     True
e    False
Name: age, dtype: bool
```

DataFrame 既有行索引也有列索引。首先创建一个 DataFrame：

```
>>> data = {'id': ['a', 'b', 'c', 'd', 'e', 'f', 'g', 'h'],
...         'age': [32, 24, 45, 36, 25, 32, 47, 39],
...         'sex': ['M', 'F', 'M', 'F', 'F', 'M', 'F', 'M'],
...         'height': [175, 161, 176, 158, 166, 174, 168, 170],
...         'weight': [62.9, 53.4, 73.5, 55.9, 56.2, 71.0, 68.5, 75.4]}
>>> df = pd.DataFrame(data)
>>> df
  id  age sex  height  weight
0  a   32   M     175    62.9
1  b   24   F     161    53.4
2  c   45   M     176    73.5
3  d   36   F     158    55.9
4  e   25   F     166    56.2
5  f   32   M     174    71.0
6  g   47   F     168    68.5
7  h   39   M     170    75.4
```

set_index 方法可以将 DataFrame 里的某一列设为行索引：

```
>>> df = df.set_index('id')
>>> df
   age sex  height  weight
id
```

```
a   32   M   175   62.9
b   24   F   161   53.4
c   45   M   176   73.5
d   36   F   158   55.9
e   25   F   166   56.2
f   32   M   174   71.0
g   47   F   168   68.5
h   39   M   170   75.4
```

对于 DataFrame，reindex 方法同样可以用于重建行索引。

```
>>> df.reindex(['b', 'c', 'h', 'g', 'a', 'e', 'd', 'g'])
    age sex  height  weight
id
b   24   F    161    53.4
c   45   M    176    73.5
h   39   M    170    75.4
g   47   F    168    68.5
a   32   M    175    62.9
e   25   F    166    56.2
d   36   F    158    55.9
g   47   F    168    68.5
```

要重建列索引，只需设置 reindex 的参数"axis"为 1 或 columns。

```
>>> df.reindex(['sex', 'age', 'weight', 'height'], axis = 1)
    sex age  weight  height
id
a    M   32   62.9    175
b    F   24   53.4    161
c    M   45   73.5    176
d    F   36   55.9    158
e    F   25   56.2    166
f    M   32   71.0    174
g    F   47   68.5    168
h    M   39   75.4    170
```

5.2.2　DataFrame 的查询与子集选择

在数据分析中，经常需要从一个较大的数据集里提取需要的部分进行处理和分析。本小节主要讨论 DataFrame 中行和列的选取和编辑。

1. 选取列

通过列索引标签可以获取 DataFrame 的一列或多列数据。以上面建立的 df 为例：

```
>>> w1 = df['age']
>>> w1
id
a   32
b   24
c   45
d   36
e   25
f   32
g   47
h   39
Name: age, dtype: int64
```

我们也可以通过点操作符选取某一列（某个变量）。上面的命令等价于：

```
>>> df.age
id
a   32
b   24
c   45
d   36
e   25
f   32
g   47
h   39
Name: age, dtype: int64
```

如果想选取多列（多个变量），只需要在索引中使用要选择的变量的列表。

```
>>> w2 = df[['age', 'sex']]
>>> w2
   age sex
id
a   32   M
b   24   F
c   45   M
d   36   F
e   25   F
f   32   M
g   47   F
h   39   M
```

在上面定义的对象中，w1 是一个 Series，而 w2 是一个 DataFrame。需要注意的是，在选取列时不能使用切片的方式。

2. 选取行

通过行索引位置的切片形式可以获取 DataFrame 的一行或多行数据。例如：

```
>>> df[:2]              # 选取前 2 行
   age sex  height  weight
id
a  32   M    175    62.9
b  24   F    161    53.4
>>> df[1:3]             # 选取第 2、3 行
   age sex  height  weight
id
b  24   F    161    53.4
c  45   M    176    73.5
```

更简单地，我们可以通过 DataFrame 的 head 和 tail 方法查看数据的前几行（默认前 5 行）和后几行（默认后 5 行）。例如：

```
>>> df.head()          # 选取前 5 行
   age sex  height  weight
id
a  32   M    175    62.9
b  24   F    161    53.4
c  45   M    176    73.5
d  36   F    158    55.9
e  25   F    166    56.2
>>> df.tail()          # 选取后 5 行
   age sex  height  weight
id
d  36   F    158    55.9
e  25   F    166    56.2
f  32   M    174    71.0
g  47   F    168    68.5
h  39   M    170    75.4
```

在机器学习中，经常需要从数据集里随机抽取一部分样本。例如，我们想把一个大的数据集随机分成两份，其中一份用于构建预测模型，另一份用于验证模型的预测精度。使用函数 sample 可以用于随机抽取若干行或若干比例的行，例如：

```
>>> df.sample(3)          # 随机抽取 3 行
   age sex  height  weight
id
b  24   F    161    53.4
h  39   M    170    75.4
```

```
q   47   F    168    68.5
>>> df.sample(frac = 0.8)          # 随机抽取 80%的行
    age sex height weight
id
e   25   F    166    56.2
f   32   M    174    71.0
h   39   M    170    75.4
d   36   F    158    55.9
b   24   F    161    53.4
g   47   F    168    68.5
```

在很多时候我们需要按照某种条件选取数据集的一个子集，这可以通过逻辑语句实现。例如，要选取数据集里性别为男性的所有观测，可以使用下面的命令：

```
>>> df[df['sex'] == 'M']          # 选取性别（'sex'）为男性（'M'）的行
    age sex height weight
id
a   32   M    175    62.9
c   45   M    176    73.5
f   32   M    174    71.0
h   39   M    170    75.4
```

3. 使用 iloc 和 loc 方法选取行和列

针对 DataFrame 的子集选择，Pandas 提供了特殊的索引符号 iloc 和 loc。其中，iloc 根据行索引和列索引的位置选取子集，而 loc 根据行索引和列索引的名称选取子集。例如：

```
>>> df.iloc[1:5, [0, 2]]          # 选取第 2 行到 5 行，第 1 列和第 3 列
    age  height
id
b   24   161
c   45   176
d   36   158
e   25   166
>>> df.loc[['b', 'd', 'e'], ['age', 'sex']]   # 选取第 b、d、e 行，age 和 sex 列
    age sex
id
b   24   F
d   36   F
e   25   F
```

索引功能还可以用于切片，例如：

```
>>> df.loc[:'c', ['height', 'weight']]
    height  weight
```

```
id
a     175     62.9
b     161     53.4
c     176     73.5
>>> df.iloc[:, :3] [df.age > 30]
   age sex  height
id
a    32   M     175
c    45   M     176
d    36   F     158
f    32   M     174
g    47   F     168
h    39   M     170
```

4. 增加数据

在处理数据时，我们经常需要在数据中加入新的行或者新的列。增加一行可以直接通过 append 方法将字典型数据传入即可，一般需要将参数 "ignore_index" 设为 True 以忽略掉原来的行索引。

```
>>> data1 = {'age': 42, 'sex': 'M', 'height': 178, 'weight': 78.2}
>>> df.append(data1, ignore_index = True)
  age sex  height  weight
0  32   M     175    62.9
1  24   F     161    53.4
2  45   M     176    73.5
3  36   F     158    55.9
4  25   F     166    56.2
5  32   M     174    71.0
6  47   F     168    68.5
7  39   M     170    75.4
8  42   M     178    78.2
```

需要注意的是，append 方法不会改变原有的 DataFrame。如果需要保存新的数据，需要将结果赋给一个对象。

在数据集里添加变量是更常见的操作。例如，在 df 中使用已有变量 height 和 weight 建立一个新的变量 "bmi"。最直接地，可以使用下面的命令：

```
>>> df['bmi'] = df['weight']/(df['height']/100) ** 2
>>> df
   age sex  height  weight        bmi
id
a    32   M     175    62.9   20.538776
```

```
b    24    F    161    53.4    20.601057
c    45    M    176    73.5    23.728048
d    36    F    158    55.9    22.392245
e    25    F    166    56.2    20.394832
f    32    M    174    71.0    23.450918
g    47    F    168    68.5    24.270125
h    39    M    170    75.4    26.089965
```

5. 删除数据

删除数据可以直接使用 drop 方法，其中参数 "axis" 指定删除的是行还是列（默认取 0，代表删除行）。drop 方法默认不改变原数据，如果要在原数据上删除，则需要将参数 "inplace" 设为 True。

```
>>> df.drop('a')        # 删除 index 为"a"的行
    age sex  height  weight       bmi
id
b    24    F    161    53.4   20.601057
c    45    M    176    73.5   23.728048
d    36    F    158    55.9   22.392245
e    25    F    166    56.2   20.394832
f    32    M    174    71.0   23.450918
g    47    F    168    68.5   24.270125
h    39    M    170    75.4   26.089965
>>> df.drop('bmi', axis = 1)          # 删除变量 bmi
    age sex  height  weight
id
a    32    M    175    62.9
b    24    F    161    53.4
c    45    M    176    73.5
d    36    F    158    55.9
e    25    F    166    56.2
f    32    M    174    71.0
g    47    F    168    68.5
h    39    M    170    75.4
```

原始数据集里经常会有重复的行。如果不是重复测量的数据，数据集里的每一行应该是某一个对象的观测，而且数据集里通常有一个用于识别个体的变量（例如 id）。Pandas 提供了 duplicated 方法用于标记重复数据。这里以变量 age 为例：

```
>>> df.duplicated('age')
id
a    False
b    False
```

```
c    False
d    False
e    False
f     True
g    False
h    False
dtype: bool
```

方法 duplicated 的返回值是逻辑值 True 或 False，这里有一个值是 True，表明变量 age 有一个重复值。如果数据集的行数较多，逐一查看这些逻辑值会很麻烦。此时，可以将函数 any 作用于方法 duplicated 的输出结果：

```
>>> any(df.duplicated('age'))
True
```

要删除特定列下面的重复行，可以使用 drop_duplicates 方法：

```
>>> df.drop_duplicates('age',keep='first')
   age sex height weight        bmi
id
a   32   M    175   62.9   20.538776
b   24   F    161   53.4   20.601057
c   45   M    176   73.5   23.728048
d   36   F    158   55.9   22.392245
e   25   F    166   56.2   20.394832
g   47   F    168   68.5   24.270125
h   39   M    170   75.4   26.089965
```

方法 drop_duplicates 里参数 "keep" 默认为 first，表示保留第一次出现的项，还可以将其设为 last，即保留最后一次出现的项。此外，该方法里也有一个参数 "inplace"，其用法与 drop 方法中的同名参数相同。

6. 排序

有时我们想将数据集按照某个变量的值的大小顺序进行排序，这可以借助 sort_values 方法实现。例如，将数据集 df 以变量 age 的值从小到大排序后显示，可以使用下面的命令：

```
>>> df.sort_values(by = 'age')
   age sex height weight        bmi
id
b   24   F    161   53.4   20.601057
e   25   F    166   56.2   20.394832
a   32   M    175   62.9   20.538776
f   32   M    174   71.0   23.450918
```

```
d   36   F    158   55.9   22.392245
h   39   M    170   75.4   26.089965
c   45   M    176   73.5   23.728048
g   47   F    168   68.5   24.270125
```

如果想以变量 age 的值从大到小排序后显示数据集，只需要将参数 "ascending" 设为 False：

```
>>> df.sort_values(by = 'age', ascending = False)
    age sex  height  weight      bmi
id
g   47   F    168   68.5   24.270125
c   45   M    176   73.5   23.728048
h   39   M    170   75.4   26.089965
d   36   F    158   55.9   22.392245
a   32   M    175   62.9   20.538776
f   32   M    174   71.0   23.450918
e   25   F    166   56.2   20.394832
b   24   F    161   53.4   20.601057
```

参数 "by" 还可以设为一个列表。例如，下面的命令表示将 df 以变量 age 的值从小到大排序，在 age 相等时再以 height 的值从小到大排序：

```
>>> df.sort_values(by = ['age', 'height'])
    age sex  height  weight      bmi
id
b   24   F    161   53.4   20.601057
e   25   F    166   56.2   20.394832
f   32   M    174   71.0   23.450918
a   32   M    175   62.9   20.538776
d   36   F    158   55.9   22.392245
h   39   M    170   75.4   26.089965
c   45   M    176   73.5   23.728048
g   47   F    168   68.5   24.270125
```

5.3　DataFrame 的导入和导出

获取数据是数据分析工作的第一步。实际工作中的数据文件类型是多种多样的，可能是计算机硬盘存储的各种文本文件，也可能是来自网页的数据。第 3 章探索了怎么用 Python 的内置函数 open 读写文本文件，第 4 章介绍了 NumPy 库中的数组文件的保存与导入。在本节我们会看到，使用 Pandas 库导入和导出常见类型的数据会非常方便。

5.3.1 读写文本文件

下面我们使用 to_csv 方法将 5.2 节中定义的 df 对象保存为 CSV 文件"subjects.csv":

```
>>> df.to_csv('subjects.csv')        # 将 df 导出为 csv 文件
```

打开当前工作目录会看到该文件。打开文件你会发现,文件的第一列是 df 对象的索引,这是因为函数 to_csv 中的参数"index"默认为 True。如果不想将索引写入文件,只需将其改为 False。表 5-1 列出了 to_csv 方法的常用参数说明。

表 5-1　Pandas 中 DataFrame 的 to_csv 方法常用参数说明

参数	说明
path_or_buf	文件路径或对象(默认为 None,即不指定路径时返回字符串)
sep	分隔符(默认为逗号",")
na_rep	缺失数据显示内容
float_format	将浮点数格式化为字符串(默认为 None)
columns	写入文件的列标签(默认为 None)
header	是否将数据列标签写入文本(默认为 True)
index	是否将索引写入文本(默认为 True)
chunksize	一次写入的行数

将文件存为 Excel 文件可以使用 to_excel 方法:

```
>>> df.to_excel('subjects.xlsx')       # 将 df 导出为 Excel 文件
```

方法 to_excel 与 to_csv 的常用参数及用法基本一致,主要区别在于 to_excel 并没有参数"sep",而多了一个参数"sheet_name"用于指定存储的 Excel Sheet 的名称(默认为 Sheet1)。

在 Pandas 中可以用函数 pd.read_table 或者函数 pd.read_csv 来读取文本文件。两个函数的区别仅仅是默认的分隔符不同,前者是以制表符分隔值,后者以逗号分隔值。

```
>>> pd.read_csv('subjects.csv', index_col = 0)
    age sex  height   weight      bmi
id
a   32   M    175      62.9   20.538776
b   24   F    161      53.4   20.601057
c   45   M    176      73.5   23.728048
d   36   F    158      55.9   22.392245
e   25   F    166      56.2   20.394832
f   32   M    174      71.0   23.450918
g   47   F    168      68.5   24.270125
h   39   M    170      75.4   26.089965
```

上面的命令中把参数"index_col"设为 0 表示将数据中的第一列设为行索引。如果不给该参数赋值，Pandas 将会读入所有列，并为 DataFrame 自动设置行索引。表 5-2 列出了函数 pd.read_csv 的常用参数及说明。

表 5-2   函数 pd.read_csv 常用参数及说明

参数	说明
path	文件路径或对象
sep	分隔符（默认为逗号","）
header	用作列名的行号（默认是 0，即第一行；如果没有列名，应设为 None）
names	列名列表，和 header = None 一起用
index_col	用作行索引的列号或者列名
skiprows	从文件开头处起需要跳过的行数
nrows	从文件开头处起需要读入的行数
na_values	需要用 NA 替换的值
chunksize	一次写入的行数
encoding	Unicode 文本编码（例如"utf-8"表示 UTF-8 编码的文本）

函数 pd.read_excel 可以读取".xls"和".xlsx"格式的文件，其参数与函数 pd.read_csv 的参数基本一致。主要区别在于 read_excel 有一个参数"sheet_name"用于指定读取的 Excel Sheet 索引或名称（默认为 0，即第一个 Sheet）。

```
>>> pd.read_excel('subjects.xlsx', index_col = 0)
```

5.3.2   读写其他格式的文件

很多时候我们需要读取其他数据分析软件（如 SPSS、SAS、Stata、R 等）产生的数据。一种方法是从其他统计软件将数据输出为文本文件，然后使用 Pandas 中的 pd.read_csv 等函数读入数据。如果计算机里没有安装其他统计软件，另一种更直接的方法是利用 Pandas 里的函数，如 pd.read_sas、pd.read_spss、pd.read_stata 等。需要注意的是，使用某些函数需要预先安装 pyreadstat 库。

假设数据文件"subjects.sav"存放于当前工作目录下，我们可以使用下面的命令将该数据集读入 Python：

```
>>> mydata = pd.read_spss('subjects.sav')
>>> type(mydata)
pandas.core.frame.DataFrame
```

对于 R 和 Python 之间的交互式存储，可以使用 feather 数据格式。它支持 R 语言的 data.frame 和 Python 中 Pandas 库的 DataFrame。feather 数据格式读写速度快，通常用作中间数据格式，而不用于长期存储。

Pandas 提供了许多函数用于数据的导入和导出。表 5-3 汇总了将不同来源的数据导入成 DataFrame 的函数。

表 5-3 Pandas 数据导入函数

函数	说明
pd.read_csv	读取分隔好的数据（默认逗号分隔）
pd.read_table	读取分隔好的数据（默认制表符分隔）
pd.read_clipboard	从系统剪贴板读入数据
pd.read_excel	读取 Excel（.xls 或.xlsx）表格数据
pd.index_hdf	读取用 Pandas 存储的 HDF5 数据文件
pd.read_html	从 HTML 文件中读取表格数据
pd.read_json	从 JSON（JavaScript Object Notation）字符串中读取数据
pd.read_pickle	读取以 Python pickle 格式存储的对象
pd.read_sas	读取 SAS 数据
pd.read_spss	读取 SPSS 数据
pd.read_stata	读取 Stata 数据
pd.read_feather	读取 feather 格式数据
pd.read_sql	读取 SQL 查询的结果

表 5-4 汇总了常用的将 DataFrame 导出为其他数据格式的方法。

表 5-4 Pandas 中 DataFrame 的常用导出方法

方法	说明
to_csv	把数据保存为 CSV 文件
to_clipboard	把数据保存到系统剪贴板
to_excel	把数据保存为 Excel（.xls 或.xlsx）文件
to_hdf	把数据保存为 HDF 格式文件
to_html	把数据保存为 HTML 表格
to_json	把数据保存为 JSON 字符串
to_pickle	把数据保存为 Python pickle 格式文件
to_stata	把数据保存为 Stata 数据文件
to_feather	把数据保存为 feather 格式文件
to_sql	把数据保存到 SQL 数据库
to_latex	把数据保存为 LaTex 表格

对于更复杂的数据读写和转换，可以使用 odo 库。它对于不同的数据格式的转换方式是一致的。如果经常需要转换数据格式，那么 odo 库是值得探索的。

5.4   Pandas 数据预处理

在实际的数据分析中，原始数据往往存在来源不一致、格式不统一、存在缺失值等问题。在进行正式的分析之前，我们需要花费大量的精力在数据的准备上，将数据转化为可以分析的形式。本节将关注 Pandas 中 DataFrame 的预处理，包括数据的合并、数据长宽格式的转换、缺失值的识别与处理、数据值的转换等。

5.4.1   数据的合并

医学数据集常常来自不同的地方，有时我们需要将两个或多个数据集合并成一个数据集。合并数据的操作包括纵向合并、横向合并和按照某个共有变量合并等。

1. 纵向合并

纵向合并两个数据集也称数据连接，可以使用 pd.concat 函数。默认情况下该函数会按行堆叠数据，因此要求被合并的两个数据集必须拥有相同的变量，这种合并通常用于向数据集里添加观测。例如：

```
>>> data1 = {'id': range(1, 6),
...          'sex': ['M', 'F', 'M', 'F', 'F'],
...          'age': [32, 24, 45, 36, 25]}
>>> df1 = pd.DataFrame(data1)
>>> df1
   id sex  age
0   1   M   32
1   2   F   24
2   3   M   45
3   4   F   36
4   5   F   25
>>> data2 = {'id': range(6, 11),
...          'sex': ['M', 'F', 'M', 'M', 'F'],
...          'age': [52, 36, 28, 34, 26]}
>>> df2 = pd.DataFrame(data2)
>>> df2
   id sex  age
0   6   M   52
1   7   F   36
2   8   M   28
3   9   M   34
```

```
4  10  F  26
>>> pd.concat([df1, df2], ignore_index = True)    # 合并df1和df2
   id sex  age
0   1   M   32
1   2   F   24
2   3   M   45
3   4   F   36
4   5   F   25
5   6   M   52
6   7   F   36
7   8   M   28
8   9   M   34
9  10   F   26
```

在上面的命令里，参数"ignore_index"设为 True 的目的是忽略原始的索引，让函数自动生成新的索引。其默认值为 False，即保留数据集的原始索引。

2. 横向合并

要横向合并两个数据集，也可以使用 pd.concat 函数，但需要将其中的参数"axis"设为 1。一般要求用于合并的两个数据集拥有相同的行数，而且要以相同的顺序排列。这种合并通常用于向数据集里添加变量。例如：

```
>>> data3 = {'days': [28, 57, 15, 7, 19],
...    'outcome': ['discharge', 'dead', 'discharge', 'transfer', 'discharge']}
>>> df3 = pd.DataFrame(data3)
>>> df3
   days     outcome
0    28   discharge
1    57        dead
2    15   discharge
3     7    transfer
4    19   discharge
>>> pd.concat([df1, df3], axis = 1)       # 合并df1和df3
   id sex  age  days     outcome
0   1   M   32    28   discharge
1   2   F   24    57        dead
2   3   M   45    15   discharge
3   4   F   36     7    transfer
4   5   F   25    19   discharge
```

3. 按照某个共有变量合并

有时我们有多个相关的数据集，这些数据集有一个或多个共有变量，我们想把数据集按照共有变量合并成一个大的数据集。函数 pd.merge 可以实现这个功能。例如：

```
>>> data4 = {'id': [2, 1, 3, 5, 4],
...     'outcome': ['discharge', 'dead', 'discharge', 'transfer', 'discharge']}
>>> df4 = pd.DataFrame(data4)
>>> df4
   id      outcome
0   2    discharge
1   1         dead
2   3    discharge
3   5     transfer
4   4    discharge
>>> pd.merge(df1, df4)        # 合并 df1 和 df4
   id sex  age      outcome
0   1   M   32         dead
1   2   F   24    discharge
2   3   M   45    discharge
3   4   F   36    discharge
4   5   F   25     transfer
```

上面两个数据集里都有变量 id，所以默认按照该变量进行合并，即参数 "on" 这里为 id。如果要合并的两个数据集的共有变量的变量名不一致，还可以通过参数 "left_on" 和 "right_on" 进行设定。所以，上面的命令等价于：

```
>>> pd.merge(df1, df4, left_on = 'id', right_on = 'id')
```

参数 "how" 的默认值为 inner，即内连接（返回交集），还可以是左连接 left（返回 left 数据集所有的行）、右连接 right（返回 right 数据集所有的行）和外连接 outer（返回并集）。读者可以查看函数的帮助文档了解它们的用法。

5.4.2　数据长宽格式的转换

在队列研究或随访研究中，一个观察对象要经历多次观测。收集的这些医学数据可能整理为长格式（long form），或者整理为宽格式（wide form）。长格式的数据集里每次观测作为一条记录，所以一个观测对象可能占有多行。宽格式的数据集里一个对象的多个不同时间点的观测都记录在同一行里，即一个观测对象只占有一行。

下面以数据集 Indometh 为例进行说明。该数据集是关于吲哚美辛的药物代谢动力学数据，一共有 6 名试验对象，每名试验对象在连续 8 小时内定时测定了血液中的药物浓度，共有 11 次的测定值。首先读入该数据集：

```
>>> Indometh = pd.read_csv("Indometh.csv")
>>> Indometh
   Subject  time  conc
0        1  0.25  1.50
```

```
1        1  0.50  0.94
2        1  0.75  0.78
3        1  1.00  0.48
4        1  1.25  0.37
..      ...  ...   ...
61       6  3.00  0.24
62       6  4.00  0.17
63       6  5.00  0.13
64       6  6.00  0.10
65       6  8.00  0.09
[66 rows x 3 columns]
```

Pandas 库的函数 pd.pivot_table 可以对数据进行长宽格式之间的转换。上面的数据是长格式形式，下面将其转换为宽格式：

```
>>> wide = pd.pivot_table(Indometh,
...                       values = 'conc',
...                       index = 'Subject',
...                       columns = 'time')
>>> wide = wide.reset_index()      # 将索引 Subject 转换为列
>>> wide
time  Subject  0.25  0.5  0.75  1.0  1.25  2.0  3.0  4.0  5.0  6.0  8.0
0           1  1.50  0.94  0.78  0.48  0.37  0.19  0.12  0.11  0.08  0.07  0.05
1           2  2.03  1.63  0.71  0.70  0.64  0.36  0.32  0.20  0.25  0.12  0.08
2           3  2.72  1.49  1.16  0.80  0.80  0.39  0.22  0.12  0.11  0.08  0.08
3           4  1.85  1.39  1.02  0.89  0.59  0.40  0.16  0.11  0.10  0.07  0.07
4           5  2.05  1.04  0.81  0.39  0.30  0.23  0.13  0.11  0.08  0.10  0.06
5           6  2.31  1.44  1.03  0.84  0.64  0.42  0.24  0.17  0.13  0.10  0.09
```

一个"整洁"的数据集（tidy data）应该满足：每一行代表一个观测，每一列代表一个变量。在对医学数据进行分析之前，通常情况下应先把数据集转换为长格式。使用 Pandas 中的 pd.melt 函数可以将宽格式数据转换为长格式形式：

```
>>> long = pd.melt(wide, id_vars = 'Subject')
>>> long
   Subject  time  value
0        1  0.25   1.50
1        2  0.25   2.03
2        3  0.25   2.72
3        4  0.25   1.85
4        5  0.25   2.05
..     ...  ...    ...
61       2     8   0.08
```

```
62        3       8    0.08
63        4       8    0.07
64        5       8    0.06
65        6       8    0.09
[66 rows x 3 columns]
```

在函数 pd.melt 中，参数 "id_vars" 用于识别观测值；参数 "value_vars" 表示需要转换的列名，如果除 id_vars 对应的列之外剩下的列全部都要转换，则可以省略。

5.4.3　缺失值的识别与处理

在实际的数据分析中，缺失数据是常常遇到的。缺失值（missing value）通常源于没有收集到数据或者没有录入数据。例如，年龄的缺失可能是由于某人没有提供他（她）的年龄。大部分统计分析方法都假定处理的是完整的数据集。因此，除了一些专业化的书籍，大多数统计学教科书很少涉及这一问题。实际上，在进行正式的分析之前，我们需要在数据准备阶段检查数据集是否存在缺失值，并通过一些方法弥补缺失值造成的问题。

1. 识别缺失值

在决定如何处理缺失值之前，了解哪些变量有缺失值、缺失数目有多少是非常有意义的。加载数据时，Pandas 会自动查找缺失值单元，并在 DataFrame 中对该单元给出一个 NaN 值。在用函数 pd.read_csv 读入数据时，我们可以使用参数 "na_values" 和 "keep_default_na" 控制缺失值的读入方式。参数 "na_values" 允许指定额外的缺失值，例如有些数据集会把 999 指定为缺失值，只要设置 na_values = [999]即可。参数 "keep_default_na" 取逻辑值，默认为 True，表示保留 na_values 参数指定的缺失值以外的缺失值。如果将其设为 False，则只将 na_values 中指定的值当作缺失值。

在 Python 中，特殊常量 None 通常被理解为缺失值的一种。但当列表或数组中存在 None 值时，通常的运算将无法完成，并且会出现程序报错。

```
>>> age = [30, 43, None, 28]
>>> age
[30, 43, None, 28]
>>> sum(age)
Traceback (most recent call last):
  File "<stdin>", line 1, in <module>
TypeError: unsupported operand type(s) for +: 'int' and 'NoneType'
```

为了克服这个缺陷，NumPy 中引入 nan（not a number）表示缺失值。nan 虽然也不能参与计算，但不会出现程序报错的情况，任何包含 nan 的计算结果都是 nan。

```
>>> import numpy as np
>>> 1 + np.nan
nan
```

```
>>> age = [30, 43, np.nan, 28]
>>> age
[30, 43, nan, 28]
>>> sum(age)
nan
```

同时，NumPy 库还提供了用于处理 nan 值的特殊函数 np.nansum、np.nanmean、np.nanmin 和 np.nanmax 等：

```
>>> np.nansum(age)          # 忽略缺失值求和
101.0
>>> np.nanmax(age)          # 忽略缺失值求最大值
43.0
```

Pandas 中 Series 和 DataFrame 的方法默认情况下是忽略缺失值的，例如：

```
>>> import pandas as pd
>>> pd.Series(age).sum()
101.0
```

Pandas 将 Python 内置的 None 值和 NumPy 中的 nan 都作为缺失值，并统一以"NaN"的形式显示。Pandas 中的函数 pd.isnull 可以用于识别缺失值，其返回结果是逻辑值 True 或 False。

```
>>> pd.isnull(None)
True
>>> pd.isnull(age)
array([False, False,  True, False])
```

如果数据很少，缺失值的个数直接可以数出来，比如上面的变量 age 只有一个缺失值。但是如果数据量很大，就需要借助函数 sum 了。

```
>>> pd.isnull(age).sum()
1
```

为了说明 DataFrame 中缺失值的查看和处理方法，下面使用经典的 iris 数据集。该数据集包含 150 个鸢尾花样品数据，分为 3 个种属（Species），每个种属各有 50 个样品。每个样品又包含 4 个属性，即萼片长度（Sepal_Length）、萼片宽度（Sepal_Width）、花瓣长度（Petal_Length）和花瓣宽度（Petal_Width）。该数据集不含缺失值。下面人为地生成一些缺失数据。

```
>>> iris = pd.read_csv('iris.csv')
>>> iris_na = iris.copy()
>>> iris_na.loc[:2, 'Sepal_Length'] = np.nan
>>> iris_na.loc[:4, 'Petal_Length'] = np.nan
```

```
>>> iris_na
    Sepal_Length  Sepal_Width  Petal_Length  Petal_Width    Species
0            NaN          3.5           NaN          0.2     setosa
1            NaN          3.0           NaN          0.2     setosa
2            NaN          3.2           NaN          0.2     setosa
3            4.6          3.1           NaN          0.2     setosa
4            5.0          3.6           NaN          0.2     setosa
..           ...          ...           ...          ...        ...
145          6.7          3.0           5.2          2.3  virginica
146          6.3          2.5           5.0          1.9  virginica
147          6.5          3.0           5.2          2.0  virginica
148          6.2          3.4           5.4          2.3  virginica
149          5.9          3.0           5.1          1.8  virginica
[150 rows x 5 columns]
```

在上面的命令里，为了不改变原始数据 iris，我们使用 copy 方法建立了 iris 数据集的一个副本 iris_na，然后将其中的变量 Sepal_Length 的前 3 个值和 Petal_Length 的前 5 个值改为了缺失值。使用 isnull 和 sum 方法可以得到每一列（变量）的缺失值：

```
>>> iris_na.isnull().sum()
Sepal_Length    3
Sepal_Width     0
Petal_Length    5
Petal_Width     0
Species         0
dtype: int64
```

或者使用 info 方法得到各个变量非缺失值的总数、总行数和变量类型等信息。

```
>>> iris_na.info()
<class 'pandas.core.frame.DataFrame'>
RangeIndex: 150 entries, 0 to 149
Data columns (total 5 columns):
 #   Column        Non-Null Count  Dtype
---  ------        --------------  -----
 0   Sepal_Length  147 non-null    float64
 1   Sepal_Width   150 non-null    float64
 2   Petal_Length  145 non-null    float64
 3   Petal_Width   150 non-null    float64
 4   Species       150 non-null    object
dtypes: float64(4), object(1)
memory usage: 6.0+ KB
```

2. 删除缺失值

如果缺失值的数目不多，而且是完全随机缺失的，即数据的缺失不依赖于任何变量，最简单的方法是删除缺失值。这可以通过 dropna 方法实现。

```
>>> iris_na.dropna()
    Sepal_Length  Sepal_Width  Petal_Length  Petal_Width  Species
5            5.4          3.9           1.7          0.4  setosa
6            4.6          3.4           1.4          0.3  setosa
7            5.0          3.4           1.5          0.2  setosa
8            4.4          2.9           1.4          0.2  setosa
9            4.9          3.1           1.5          0.1  setosa
..           ...          ...           ...          ...      ...
145          6.7          3.0           5.2          2.3  virginica
146          6.3          2.5           5.0          1.9  virginica
147          6.5          3.0           5.2          2.0  virginica
148          6.2          3.4           5.4          2.3  virginica
149          5.9          3.0           5.1          1.8  virginica
[145 rows x 5 columns]
```

上面得到的数据集删除了含有缺失值的前 5 行，因此只有 145 行。

如果只想保留数据集里不含缺失值的变量，即删除含有缺失值的列，仍可以使用 dropna 方法，只需要将参数 "axis" 设为 1。

```
>>> iris_na.dropna(axis = 1)
    Sepal_Width  Petal_Width  Species
0           3.5          0.2  setosa
1           3.0          0.2  setosa
2           3.2          0.2  setosa
3           3.1          0.2  setosa
4           3.6          0.2  setosa
..          ...          ...      ...
145         3.0          2.3  virginica
146         2.5          1.9  virginica
147         3.0          2.0  virginica
148         3.4          2.3  virginica
149         3.0          1.8  virginica
[150 rows x 3 columns]
```

上面得到的数据集删除了含有缺失值的 2 列，因此只有 3 列数据。dropna 中还有其他几个参数可以控制删除缺失值的方法，其使用说明见表 5-5。

表 5-5　dropna 方法中的参数及其使用说明

参数名	说明
axis	删除缺失值的轴（0：按行删除，1：按列删除）
how	删除缺失值的方式（'any'：存在一个缺失值就删除，'all'：全部为缺失值才删除）
thresh	阈值（当行或列中非缺失值的数目少于给定阈值时就删除）
subset	在子集中删除（例如 subset = ['a', 'b'] 表示删除 a 列和 b 列中含有缺失值的行）
inplace	覆盖数据集（默认为 False：不覆盖，True：覆盖）

3. 填充缺失值

直接删除缺失值虽然简单易行，但会浪费所收集到的信息。为了尽可能地利用数据，有时我们需要用特定方法填充缺失值。对于分类数据，可以使用众数填补缺失值，或者可以把缺失值单独作为一个类别处理。对于数值型数据，如果变量近似服从正态分布，可以使用均数填补；如果变量呈偏态分布，使用中位数填补的效果比较好。下面我们尝试用中位数填充 iris_na 中的缺失值。为此，先分别计算含有缺失值的两个变量的中位数。

```
>>> iris_na.Sepal_Length.median()
5.8
>>> iris_na.Petal_Length.median()
4.4
```

使用 fillna 方法填充缺失值：

```
>>> iris_na.fillna({'Sepal_Length': 5.8, 'Petal_Length': 4.4})
     Sepal_Length  Sepal_Width  Petal_Length  Petal_Width    Species
0         5.8          3.5           4.4          0.2         setosa
1         5.8          3.0           4.4          0.2         setosa
2         5.8          3.2           4.4          0.2         setosa
3         4.6          3.1           4.4          0.2         setosa
4         5.0          3.6           4.4          0.2         setosa
..        ...          ...           ...          ...           ...
145       6.7          3.0           5.2          2.3       virginica
146       6.3          2.5           5.0          1.9       virginica
147       6.5          3.0           5.2          2.0       virginica
148       6.2          3.4           5.4          2.3       virginica
149       5.9          3.0           5.1          1.8       virginica
[150 rows x 5 columns]
```

方法 fillna 的第一个参数是"value"。在上面的命令里，该参数被赋了一个字典对象，目的是对不同的列使用不同的值填充。从输出结果可以看到，变量 Sepal_Length 的缺失值（前 3 个值）被替换成了 5.8，而变量 Petal_Length 的缺失值（前 5 个值）被替换成了 4.4。如果只传入一个值，则数据集里的所有缺失值都会被替换成这个值。

　　方法 fillna 的第二个参数是"method"。其取值为"ffill"（前值填充）或"bfill"（后值填充）。前值填充是按照缺失值前面最近的一个非缺失值填充，而后值填充是按照缺失值后面最近的一个非缺失值填充。例如：

```
>>> iris_na.fillna(method = 'bfill').iloc[:10, ]
   Sepal_Length  Sepal_Width  Petal_Length  Petal_Width  Species
0      4.6          3.5           1.7           0.2       setosa
1      4.6          3.0           1.7           0.2       setosa
2      4.6          3.2           1.7           0.2       setosa
3      4.6          3.1           1.7           0.2       setosa
4      5.0          3.6           1.7           0.2       setosa
5      5.4          3.9           1.7           0.4       setosa
6      4.6          3.4           1.4           0.3       setosa
7      5.0          3.4           1.5           0.2       setosa
8      4.4          2.9           1.4           0.2       setosa
9      4.9          3.1           1.5           0.1       setosa
```

　　从输出结果可以看到，变量 Sepal_Length 的缺失值（前 3 个值）都被替换成了第 4 个值 4.6，而变量 Petal_Length 的缺失值（前 5 个值）都被替换成了第 6 个值 1.7。

　　除了上面提到的两个参数，方法 fillna 还有"axis""limit""inplace"等参数。它们的具体含义可以通过命令 help(pd.DataFrame.fillna)进行查看，这里不再一一赘述。

5.4.4　数据值的转换

　　在存储数据时我们常常把分类变量的值用数字表示，例如性别，分别用 1 和 2 代表男性和女性。有时还会用特殊的数字（比如 999、888 等）表示缺失值。在读入数据后，首先要做的就是对数据进行转换。

　　下面以数据集 birthwt 为例介绍常用的数据转换操作。该数据集来自一项关于新生儿低体重危险因素的病例对照研究。数据集里一共包含 189 个研究对象，10 个变量。其中结果变量 bwt 是新生儿的体重（单位：克），变量 low 是将 bwt 的取值以 2500 克为分点转换成的一个二分类变量。其余 8 个变量均为预测变量，具体信息见表 5-6。

表 5-6　birthwt 数据集变量列表及描述

变量名	描述
low	出生体重低于 2.5 千克（0：否，1：是）
age	母亲的年龄（单位：岁）
lwt	母亲怀孕前体重（单位：磅）
race	母亲的种族（1：白人，2：黑人，3：其他）
smoke	孕期吸烟情况（0：否，1：是）

续表

变量名	描述
Ptl	既往早产的次数
ht	高血压史（0：无，1：有）
ui	子宫应激（0：无，1：有）
ftv	妊娠早期（前三个月）的就医次数
bwt	出生体重（单位：克）

读入该数据集并查看数据信息：

```
>>> birthwt = pd.read_csv('birthwt.csv')
>>> birthwt
     low   age  lwt  race  smoke  ptl  ht  ui  ftv   bwt
0    0     19   182  2     0      0    0   1   0     2523
1    0     33   155  3     0      0    0   0   3     2551
2    0     20   105  1     1      0    0   0   1     2557
3    0     21   108  1     1      0    0   1   2     2594
4    0     18   107  1     1      0    0   1   0     2600
..   ...   ...  ...  ...   ...    ...  ..  ..  ...   ...
184  1     28   95   1     1      0    0   0   2     2466
185  1     14   100  3     0      0    0   0   2     2495
186  1     23   94   3     1      0    0   0   0     2495
187  1     17   142  2     0      0    1   0   0     2495
188  1     21   130  1     1      0    1   0   3     2495
[189 rows x 10 columns]
>>> birthwt.info()
<class 'pandas.core.frame.DataFrame'>
RangeIndex: 189 entries, 0 to 188
Data columns (total 10 columns):
 #   Column  Non-Null Count   Dtype
---  ------  --------------   -----
 0   low     189 non-null     int64
 1   age     189 non-null     int64
 2   lwt     189 non-null     int64
 3   race    189 non-null     int64
 4   smoke   189 non-null     int64
 5   ptl     189 non-null     int64
 6   ht      189 non-null     int64
 7   ui      189 non-null     int64
 8   ftv     189 non-null     int64
 9   bwt     189 non-null     int64
```

```
dtypes: int64(10)
memory usage: 14.9 KB
```

1. 替换数据值

替换数据值是数据转换的最常用操作，使用 fillna 方法填充缺失值可以看作替换数据值的特例。在 Pandas 中可以通过 replace 方法或 map 方法实现数据值的替换。

先来看 Series 中数据值的替换：

```
>>> s = birthwt.low
s.replace(0, 999)      # 把 s 中的'0'替换为 999
0      999
1      999
2      999
3      999
4      999
      ...
184      1
185      1
186      1
187      1
188      1
Name: low, Length: 189, dtype: int64
```

如果想一次替换多个值，可以传入列表和相应的替代值：

```
>>> s.replace([0, 1], ['No', 'Yes'])      # 把 s 中的'0'替换为'No'，'1'替换为'Yes'
0      No
1      No
2      No
3      No
4      No
      ...
184      Yes
185      Yes
186      Yes
187      Yes
188      Yes
Name: low, Length: 189, dtype: object
```

也可以使用字典格式，上面的命令等价于：

```
>>> s.replace({0: 'No', 1: 'Yes'})
```

使用 map 方法也可以完成上面的操作：

```
>>> s.map({0: 'No', 1: 'Yes'})
0       No
1       No
2       No
3       No
4       No
        ...
184     Yes
185     Yes
186     Yes
187     Yes
188     Yes
Name: low, Length: 189, dtype: object
```

需要注意的是，map 方法中的映射会作用于 Series 里的每一个元素，如果映射里没有相应的值，就返回缺失值 NaN，这一点与 replace 方法不同。例如：

```
>>> s.map({0: 'No'})
0       No
1       No
2       No
3       No
4       No
        ...
184     NaN
185     NaN
186     NaN
187     NaN
188     NaN
Name: low, Length: 189, dtype: object
```

对于 DataFrame，如果要一次性替换多个变量中的值，可以在 replace 方法中使用嵌套字典实现，例如：

```
>>> birthwt.replace({'low': {0: 'No', 1: 'Yes'},
...                  'race': {1: 'White', 2: 'Black', 3: 'Others'}})
    low  age  lwt    race  smoke  ptl  ht  ui  ftv   bwt
0    No   19  182   Black      0    0   0   1    0  2523
1    No   33  155  Others      0    0   0   0    3  2551
2    No   20  105   White      1    0   0   0    1  2557
3    No   21  108   White      1    0   0   1    2  2594
4    No   18  107   White      1    0   0   1    0  2600
..  ...  ...  ...     ...    ...  ...  ..  ..  ...   ...
```

```
184  Yes  28   95  White      1   0   0   0   2  2466
185  Yes  14  100  Others     0   0   0   0   2  2495
186  Yes  23   94  Others     1   0   0   0   0  2495
187  Yes  17  142  Black      0   0   1   0   0  2495
188  Yes  21  130  White      1   0   1   0   3  2495
[189 rows x 10 columns]
```

需要说明的是，replace 方法和 map 方法中都含有参数"inplace"，其默认取值为 False，即不会改变原始数据集。要使替换值后的数据集覆盖掉原始的数据集，只需将"inplace"设为 True。

2．数据标准化

不同变量之间往往具有不同的量纲（单位），由此造成数值之间的差异没有可比性。为了消除变量之间量纲和取值范围的差异可能会造成的影响，有时需要对数据进行标准化处理。最常用的标准化有离差标准化和 Z-score 标准化。

离差标准化也叫最小最大归一化，是对原始数据做的一种线性变换，将数据映射到区间[0，1]。其算法如下：

$$x^* = \frac{x - \min}{\max - \min}$$

我们可以根据上面的公式定义离差标准化的函数：

```
>>> # 定义离差标准化函数
>>> def MinMaxScale(x):
...     import numpy as np
...     s = (x - np.min(x)) / (np.max(x) - np.min(x))
...     return s
```

使用上面定义的函数 MinMaxScale 将数据集 birthwt 里的变量 lwt 标准化：

```
>>> >>> MinMaxScale(birthwt.lwt)
0      0.600000
1      0.441176
2      0.147059
3      0.164706
4      0.158824
         ...
184    0.088235
185    0.117647
186    0.082353
187    0.364706
188    0.294118
Name: lwt, Length: 189, dtype: float64
```

Z-score 标准化是使用最广泛的一种数据标准化方法。其转换公式如下：

$$z = \frac{x - \text{mean}}{\text{std}}$$

经过 Z-score 标准化后的变量 z 的均值为 0，标准差为 1。我们可以根据上面的公式定义离差标准化的函数：

```
>>> # 定义 Z-score 标准化函数
>>> def ZscoreScale(x):
...     import numpy as np
...     z = (x - np.mean(x)) / np.std(x)
...     return z
```

使用上面定义的函数 ZscoreScale 将数据集 birthwt 里的变量 lwt 标准化：

```
>>> ZscoreScale(birthwt.lwt)
0      1.711081
1      0.825788
2     -0.813644
3     -0.715278
4     -0.748067
         ...
184   -1.141530
185   -0.977587
186   -1.174319
187    0.399536
188    0.006072
Name: lwt, Length: 189, dtype: float64
```

或者，我们也可以直接使用 sklearn 库 preprocessing 模块中的 scale 函数将给定数据标准化。

```
>>> from sklearn.preprocessing import scale
>>> scale(birthwt.lwt)
```

上述命令得到的结果与使用我们自定义的函数得到的结果一致，唯一的区别是函数 scale 输出的是一个数组。在后面章节我们会看到，preprocessing 模块中有多种标准化和正则化的工具，在机器学习中非常有用。

3. 将数值型变量转为分类变量

在医学数据分析中，为了便于结果的解释和建模的需要，经常需要把数值型变量转化为分类变量。Pandas 提供了 pd.cut 函数，可以将数值型变量分割成包含若干个区间的分类变量。函数 pd.cut 中的常用参数及其说明见表 5-7。

表 5-7 函数 pd.cut 的常用参数及其说明

参数名	描述
x	待分割的一维数据，可以是列表、数组、Series 等
bins	若为整数型表示区间的数目，若为序列型表示区间分割点
right	是否包含各个区间的右端点，默认为 True
labels	分割后各个类别的名称，默认为空值 None
retbins	是否返回参数 bins 的值，默认为 False
precision	显示区间标签的精度，默认为 3
include_lowest	是否包含第一个区间的左端点，默认为 False
ordered	是否转为有序分类，默认为 True

下面使用 pd.cut 函数将数据集 birthwt 里的变量 age 转换为年龄组。

```
>>> min(birthwt.age)
14
>>> max(birthwt.age)
45
>>> pd.cut(birthwt.age, bins = [13, 25, 35, 45])
0      (13, 25]
1      (25, 35]
2      (13, 25]
3      (13, 25]
4      (13, 25]
        ...
184    (25, 35]
185    (13, 25]
186    (13, 25]
187    (13, 25]
188    (13, 25]
Name: age, Length: 189, dtype: category
Categories (3, interval[int64]): [(13, 25] < (25, 35] < (35, 45]]
```

函数 pd.cut 返回的是一个特殊的 category 对象。我们先查看了 age 的最小值和最大值的目的是方便设置参数"bins"里的最小值和最大值。在默认的情况下，第一个区间不含左端点，而最后一个区间包含右端点，即区间都是左开右闭的。因此，参数"bins"的第一个分点设为 13，最后一个分点设为 45，这样可以涵盖所有原始数据值。此外，参数"labels"默认为空值 None，且参数"ordered"默认为 True。如果不想把年龄组看作有序变量，可以将参数"ordered"设为 False，并可以自定义每个类别的标签。

```
>>> pd.cut(birthwt.age, bins = [10, 25, 35, 45],
...        labels = ['14-25', '26-35', '36-45'], ordered = False)
```

```
0        14-25
1        26-35
2        14-25
3        14-25
4        14-25
         ...
184      26-35
185      14-25
186      14-25
187      14-25
188      14-25
Name: age, Length: 189, dtype: category
Categories (3, object): ['14-25', '26-35', '36-45']
```

如果给参数 "bins" 赋的是一个整数值，函数 pd.cut 将根据数据的最大值和最小值计算出等长的区间。

```
>>> pd.cut(birthwt.age, 4, precision = 2)   # 用等长的 4 个区间分隔数据
0        (13.97, 21.75]
1        (29.5, 37.25]
2        (13.97, 21.75]
3        (13.97, 21.75]
4        (13.97, 21.75]
         ...
184      (21.75, 29.5]
185      (13.97, 21.75]
186      (21.75, 29.5]
187      (13.97, 21.75]
188      (13.97, 21.75]
Name: age, Length: 189, dtype: category
Categories (4, interval[float64]): [(13.97, 21.75] < (21.75, 29.5] < (29.5,
37.25] < (37.25, 45.0]]
```

在很多时候，我们想基于样本的分位数把数据分成若干个区间，这样做的好处是可以使每个区间里的样本数大致相等。Pandas 中的函数 pd.qcut 可以很方便地完成这项工作。

```
>>> pd.qcut(birthwt.age, 4)    # 用四分位数分隔数据
0        (13.999, 19.0]
1        (26.0, 45.0]
2        (19.0, 23.0]
3        (19.0, 23.0]
4        (13.999, 19.0]
         ...
184      (26.0, 45.0]
```

```
185    (13.999, 19.0]
186      (19.0, 23.0]
187    (13.999, 19.0]
188      (19.0, 23.0]
Name: age, Length: 189, dtype: category
Categories (4, interval[float64]): [(13.999, 19.0] < (19.0, 23.0] < (23.0, 2
6.0] < (26.0, 45.0))
```

与函数 pd.cut 类似，我们可以传入自定义的分位数（0 ~ 1）：

```
>>> pd.qcut(birthwt.age, [0, 0.1, 0.5, 0.9, 1])   # 用自定义的分位数分隔数据
0        (17.0, 23.0]
1        (31.0, 45.0]
2        (17.0, 23.0]
3        (17.0, 23.0]
4        (17.0, 23.0]
           ...
184      (23.0, 31.0]
185    (13.999, 17.0]
186      (17.0, 23.0]
187    (13.999, 17.0]
188      (17.0, 23.0]
Name: age, Length: 189, dtype: category
Categories (4, interval[float64]): [(13.999, 17.0] < (17.0, 23.0] < (23.0, 3
1.0] < (31.0, 45.0]]
```

4. 分类变量的哑变量

在统计建模和机器学习中，将分类变量转换为哑变量（dummy variable）是常规操作。哑变量又称为虚拟变量，是量化了的分类变量，通常取值 0 和 1。下面以数据集 birthwt 里的变量 race 为例说明。先将变量 race 用 astype 方法转为分类变量。

```
>>> birthwt.race = birthwt.race.astype('category')
>>> birthwt.info()
<class 'pandas.core.frame.DataFrame'>
RangeIndex: 189 entries, 0 to 188
Data columns (total 10 columns):
 #   Column  Non-Null Count  Dtype
---  ------  --------------  -----
 0   low     189 non-null    int64
 1   age     189 non-null    int64
 2   lwt     189 non-null    int64
 3   race    189 non-null    category
 4   smoke   189 non-null    int64
```

```
  5   ptl       189 non-null    int64
  6   ht        189 non-null    int64
  7   ui        189 non-null    int64
  8   ftv       189 non-null    int64
  9   bwt       189 non-null    int64
dtypes: category(1), int64(9)
memory usage: 13.7 KB
```

从上面的输出可以看到，在数据集 birthwt 中，除了变量 race，其余的变量都是整数型。Pandas 库中的函数 pd.get_dummies 可以对 DataFrame 中的非数值型变量进行哑变量处理。如果某一个分类变量下有 k 个类别，则生成 k 列值为 0 或 1 的哑变量。

```
>>> pd.get_dummies(birthwt)
     low  age  lwt  smoke  ptl  ht  ui  ftv  bwt   race_1  race_2  race_3
0    0    19   182  0      0    0   1   0    2523  0       1       0
1    0    33   155  0      0    0   0   3    2551  0       0       1
2    0    20   105  1      0    0   0   1    2557  1       0       0
3    0    21   108  1      0    0   1   2    2594  1       0       0
4    0    18   107  1      0    0   1   0    2600  1       0       0
..   ...  ...  ...  ...    ...  ... ... ...  ...   ...     ...     ...
184  1    28   95   1      0    0   0   2    2466  1       0       0
185  1    14   100  0      0    0   0   2    2495  0       0       1
186  1    23   94   0      0    0   0   2    2495  0       0       1
187  1    17   142  0      0    1   0   0    2495  0       1       0
188  1    21   130  1      0    1   0   3    2495  1       0       0
[189 rows x 12 columns]
```

从上面的输出可以看到，原来的变量 race 已经被 3 个哑变量 race_1、race_2 和 race_3 替换了，因此数据集里现在有 12 列。

在建立模型时，对于分类变量，一般选取第一个类别为参考类别。有些建模工具要求输入的哑变量处理后的数据集不包含参考类别，这可以通过把参数“drop_first”设为 True 实现：

```
>>> pd.get_dummies(birthwt, drop_first = True)
     low  age  lwt  smoke  ptl  ht  ui  ftv  bwt   race_2  race_3
0    0    19   182  0      0    0   1   0    2523  1       0
1    0    33   155  0      0    0   0   3    2551  0       1
2    0    20   105  1      0    0   0   1    2557  0       0
3    0    21   108  1      0    0   1   2    2594  0       0
4    0    18   107  1      0    0   1   0    2600  0       0
..   ...  ...  ...  ...    ...  ... ... ...  ...   ...     ...
184  1    28   95   1      0    0   0   2    2466  0       0
185  1    14   100  0      0    0   0   2    2495  0       1
186  1    23   94   0      0    0   0   2    2495  0       1
187  1    17   142  0      0    1   0   0    2495  1       0
```

```
188    1   21  130    1   0   1   0   3    2495     0     0
[189 rows x 11 columns]
```

在上面的输出中，只保留了变量 race 的后两个哑变量 race_2 和 race_3。

5.5 习题

1. 表 5-8 中的数据来源于某地方病研究机构关于大骨节病患儿的一项调查研究。其中肌酐含量为 24 小时测得的尿肌酐（单位 mmol）。分组变量 group 中，0 代表未患病（正常）儿童，1 代表患病儿童。（1）用 Python 录入表中数据并保存为 DataFrame；（2）用 Pandas 中的函数将数据保存为 CSV 文件 "UCR.csv"。

表 5-8　18 名儿童的年龄（岁）与尿肌酐含量（mmol/24h）

年龄（age）	尿肌酐含量（ucr）	分组（group）
13	3.54	0
11	3.01	0
9	3.09	0
6	2.48	0
8	2.56	0
10	3.36	0
12	3.18	0
7	2.65	0
10	3.01	1
9	2.83	1
11	2.92	1
12	3.09	1
15	3.98	1
16	3.89	1
8	2.21	1
7	2.39	1
10	2.74	1
15	3.36	1

2. 将上面保存的数据文件 "UCR.csv" 读入 Python 中后进行以下操作：（1）将数据集里的分组变量 group 中的 0 和 1 分别替换为 "Normal" 和 "Diseased"；（2）将数据集按照尿肌酐含量从大到小排序后查看；（3）选取患病儿童的子数据集。

3. 数据集 birthwt 里哪些变量是分类变量？请为这些分类变量的各水平添加适当的标签，然后进行哑变量处理。

第 6 章　数据可视化

常言道，一图胜千言。数据可视化能够简化数据的复杂性，把繁杂数据中蕴含的关系用人们易于理解的方式展示出来。数据可视化旨在借助图形化手段，清晰有效地传达与沟通信息。本章分为 3 节，6.1 节和 6.2 节较为详细地讨论怎样用基本的 Matplotlib 库和流行的 Seaborn 库作图，6.3 节介绍其他的 Python 数据可视化工具。

6.1　Matplotlib 绘图基础

Matplotlib 库是 Python 的一套基于 NumPy 的绘图工具。其实现了在 Python 环境下进行 Matlab 风格的绘图。近年来，在开源社区的推动下，衍生出很多以 Matplotlib 为底层的可视化计算库，使 Matplotlib 成为 Python 中应用非常广泛的绘图工具包。

Matplotlib 非常灵活，它允许用户控制图形中的所有元素。本节主要讨论 Matplotlib 的绘图模块 pyplot，我们用下面的命令将其导入 Python，并同时导入其他两个库以完成绘图数据的准备工作。

```
>>> import matplotlib.pyplot as plt
>>> import numpy as np
>>> import pandas as pd
```

6.1.1　函数 plot 与图形元素

函数 plt.plot 是一个基本函数，可以用来绘制点图、线图、点线图等。函数 plt.plot 有很多参数，表 6-1 列出了一些常用的参数及其说明。读者可以使用命令 help(plt.plot)打开它的帮助文档查看其各种参数的用法。

表 6-1　函数 plt.plot 的常用参数及其说明

参数	描述
x, y	做图的数据
color	颜色，可取 "k"（黑）、"r"（红）、"b"（蓝）、"g"（绿）等
marker	点的形状，取 "o" "." "^" "s" 等 20 种，默认为 None

参数	描述
markersize	点的大小
linestyle	线条样式，取 "–"（默认）"—" "–." ":" 4 种
linewidth	线条宽度
alpha	透明度，取值为 0 ~ 1

为了演示函数 plt.plot 的用法，下面创建一个示例数据，表示某病病人对 2 种药物（drugA 和 drugB）5 个剂量（dose）水平上的响应情况。

```
>>> dose <- c(20, 30, 40, 45, 60)
>>> drugA <- c(16, 20, 27, 40, 60)
>>> drugB <- c(15, 18, 25, 31, 40)
```

绘制两种药物的剂量与响应关系的点线图：

```
>>> plt.plot(dose, drugA, marker = 'o', linestyle = '-', color = 'b')
>>> plt.plot(dose, drugB, marker = '^', linestyle = '--',  color = 'r')
>>> plt.title('Drug dose and response')  # 添加标题
>>> plt.xlabel('Dosage')    # 添加 x 轴标签
>>> plt.ylabel('Response')  # 添加 y 轴标签
>>> plt.legend(['A', 'B'], title = 'Drug Type')   # 添加图例
>>> plt.show()     # 显示图形
```

在默认情况下，函数 plt.plot 绘制线图。为了在线图上加上点，需要设置参数 "marker" 的值。如图 6-1 所示，为了比较两种药物不同剂量下的响应情况，我们在一幅图上展示两组点线图，并用不同类型的线（linestyle）和不同特征的点（marker）加以区分。为了增强可读性，还为图形添加了标题（title）、x 轴标签（xlabel）、y 轴标签（ylabel）、图例（legend）等图形元素。表 6-2 列出了用于设置图形元素的常用函数及其说明。

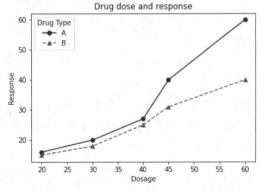

图 6-1　药物 A 与药物 B 剂量与响应关系的点线图

表 6-2   图形元素常用函数及其说明

函数名	说　　明
plt.title	添加标题，可以设置标题名称、位置、字体、颜色等参数
plt.xlabel	添加 x 轴标签，可以设置标签的名称、位置、字体、颜色等参数
plt.ylabel	添加 y 轴标签，可以设置标签的名称、位置、字体、颜色等参数
plt.xlim	设置 x 轴的上下限
plt.ylim	设置 y 轴的上下限
plt.xticks	设置 x 轴的刻度值
plt.yticks	设置 y 轴的刻度值
plt.text	添加文本，可以设置文本的内容、位置、字体、颜色等参数
plt.legend	添加图例，可以设置图例的标签、位置、字体、颜色等参数

需要注意的是，如果使用的是 Jupter notebook，上述代码需要放在同一个单元格中运行。如果使用的是 Spyder 等代码编辑器，也需要同时选中上述代码后运行。

6.1.2　全局参数查看与设置

当我们做图时，Matplotlib 为图形配置了默认的图形元素设置，例如图形大小、配色、线条样式、文本字体、字体大小等。实际上，所有这些默认设置都可以通过设置全局参数进行修改。Matplotlib 使用 rc 配置文件来自定义图形的各种默认属性，被称为 rc 参数。使用下面的命令查看 rc 参数（输出略）：

```
>>> import matplotlib
>>> matplotlib.rc_params()
```

rc 参数可以动态修改，在修改后，绘图使用默认的参数就会发生改变。例如，要将默认的线条宽度（默认为 1.5）修改为 3，可以输入下面的命令：

```
>>> plt.rcParams['lines.linewidth'] = 3
```

或者等价地，使用 plt.rc 函数：

```
>>> plt.rc('lines', linewidth = 3)
```

需要说明的是，默认的做图字体并不支持中文字符的显示，因此在有中文字符时需要通过参数 "font" 改变绘图的字体。同时，由于更改字体后会导致坐标轴中的部分字符无法正常显示，因此需要同时更改参数 "axes" 的设置：

```
>>> plt.rcParams['font.family'] = ['SimHei']        # 用来显示中文字符（黑体）
>>> plt.rcParams['axes.unicode_minus'] = False      # 用来在有中文字符时正常显示负号
```

要恢复全部的全局默认参数，只需输入：

```
>>> plt.rcdefaults()
```

6.1.3 一页多图

有些情况下，数据可视化的效果不能通过一幅图呈现出来，而需要把几幅图放置在一起组成多图展示。Matplotlib 中有多种方式可以完成这项任务。其中最简单的方式是在网格中绘制子图。下面的代码创建了一个 2 行 2 列的网格，绘制了 4 个子图，如图 6-2 所示。子图索引从 1 开始，自左上到右下依次增加。

```
>>> plt.subplot(2, 2, 1)      # 子图 1
>>> plt.plot(dose, drugA, 'o')
>>> plt.subplot(2, 2, 2)      # 子图 2
>>> plt.plot(dose, drugB, 'o')
>>> plt.subplot(2, 2, 3)      # 子图 3
>>> plt.plot(drugA, drugB, 'o')
>>> plt.subplot(2, 2, 4)      # 子图 4
>>> plt.plot(dose, drugA, 'o-')
>>> plt.plot(dose, drugB, 'o--')
>>> plt.legend(['drugA', 'drugB'])
>>> plt.show()        # 显示图形
```

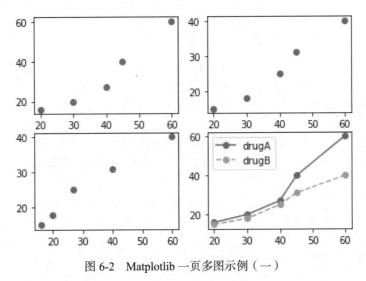

图 6-2　Matplotlib 一页多图示例（一）

还可以使用面向对象的绘图方式实现在一页中绘制多幅图。面向对象的绘图把每一幅图都看作一个对象，通过对象方法的调用实现图形元素的增添或修改。

下面的代码在一页中绘制了三幅子图，如图 6-3 所示。

```
>>> fig = plt.figure()        # 打开空白画布
>>> ax1 = fig.add_subplot(2, 2, 1)    # 创建 2 行 2 列的多图中的第 1 个子图画布
>>> ax2 = fig.add_subplot(2, 2, 2)    # 创建 2 行 2 列的多图中的第 2 个子图画布
>>> ax3 = fig.add_subplot(2, 2, 3)    # 创建 2 行 2 列的多图中的第 3 个子图画布
>>> ax1.plot(dose, drugA, marker = 'o')    # 绘制第 1 个子图
>>> ax2.plot(dose, drugB, marker = '^')    # 绘制第 2 个子图
>>> ax3.plot(dose, drugA, marker = 'o', linestyle = '-')    # 绘制第 3 个子图
>>> ax3.plot(dose, drugB, marker = '^', linestyle = '--')   # 绘制第 3 个子图
>>> ax3.legend(['drugA', 'drugB'])              # 为第 3 个子图添加图例
>>> plt.show()        # 显示图形
```

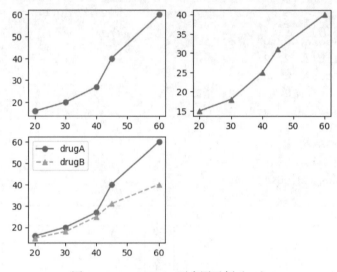

图 6-3　Matplotlib 一页多图示例（二）

6.1.4　保存图形

用函数 plt.show 可以直接在 Python 中显示所绘制的图形，如果想要把图形保存下来，可以使用函数 plt.savefig。例如，下面的代码可以把绘制的图形保存到当前工作目录中并命名为"myfigure.png"：

```
>>> import numpy as np
>>> x = np.linspace(-6, 6, 100)
>>> y = np.sin(x)
>>> plt.plot(x, y)
>>> plt.savefig('myfigure.png')
```

图片的格式类型可以通过文件扩展名指定。除了.png 格式，我们还可以将图片存为.pdf、.jpg、.jpeg、.svg、.tif、.tiff、.ps 和.eps 等格式。".png"和".jpeg"格式的图形文件都

是非矢量格式，容易受到像素和分辨率的影响，但它们占用空间很小，适合应用于 Word 和 PPT 文档中；".svg" 和 ".ps" 格式的图形文件是矢量格式文件，它与分辨率无关，适合应用于排版印刷；而 ".tiff"（或 ".tif"）图形文件可以支持很多色彩系统，而且独立于操作系统，在各类出版物中应用非常广泛。

除了设置图形格式，函数 plt.savefig 中还包含控制图形输出的多种参数。表 6-3 列出了其中的常用参数及其说明。

表 6-3　函数 plt.savefig 的常用参数及其说明

参数名	描述
fname	文件名（可包含路径和图片格式）
dpi	分辨率（默认为 100）
facecolor	图形背景色（默认为白色）
format	文件格式（.png、.pdf、.svg、.eps 等，在 fname 文件名不含格式时使用）
bbox_inches	图片范围（如果设为'tight'将会去除图片周围空白部分）

6.1.5　基本统计图形

函数 plt.plot 在默认情况下可以绘制线图。接下来介绍其他几类基本的统计图形，包括直方图、条形图、饼图、箱线图、散点图等。需要说明的是，不同类型的图形具有很多相同的参数和图形元素，它们的用法也大致相同。读者可以通过尝试不同的参数设置熟悉各种绘图函数的用法。

1.　直方图

直方图（histogram）是用于展示连续型变量分布的最常用的工具，一般用于探索变量的分布，很少用于结果报告。使用函数 plt.hist 可以很方便地绘制直方图。以第 5 章的数据集 birthwt 中的变量 bwt 为例绘制直方图，代码如下：

```
>>> birthwt = pd.read_csv('birthwt.csv')      # 读入数据
>>> plt.hist(birthwt.bwt, bins = 20)          # 绘制直方图
>>> plt.xlabel('Birth weight (g)')            # 添加 x 轴标签
>>> plt.ylabel('Frequency')                   # 添加 y 轴标签
>>> plt.show()
```

图 6-4 给出了变量 bwt（出生体重）的频数分布。因为参数 "bins" 设为了 20，所以数据点被分散在 20 个均匀的区间中。需要注意的是，直方图的形状受到组距（区间长度）的影响，通常我们需要尝试设置参数 "bins" 不同的值以得到合适的图形。此外，函数 plt.hist 中还有很多其他参数，例如参数 "density" 用于设置纵坐标是否为频率（默认为 False）。

2.　条形图

条形图（bar chart）在医学科技论文中经常用到，它通过垂直的或水平的矩形展示分类变量

的频数分布。条形图和直方图有些相似，但它们有本质的区别。条形图主要用于分类数据，而

直方图用于数值型数据。下面以数据集 birthwt 中的变量 race 和 low 为例介绍条形图的绘制方法，其中变量 race 有三个类别（White、Black、Others），变量 low 有两个类别（Not low、Low）。

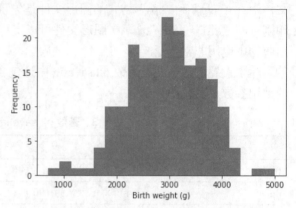

图 6-4   Matplotlib 直方图示例

对于只包含一个变量的简单条形图，我们需要先用 Pandas 库的 value_counts 函数计算出变量各类别下的频数，然后使用函数 plt.bar 做图。下面的代码绘制的条形图用于展示变量 race 各类别的频数分布，结果如图 6-5 所示。

```
>>> counts = pd.value_counts(birthwt.race)     # 计算 race 各类别的频数
>>> plt.bar(range(3), counts)   # 绘制条形图
>>> plt.xticks(range(3), ['White', 'Black', 'Others']) # 添加 x 轴刻度标签
>>> plt.ylabel('Frequency')       # 添加 y 轴标签
# 通过循环的方式，添加数值标签
>>> for x, y in enumerate(counts):
...     plt.text(x, y, y, ha = 'center', va = 'bottom')
>>> plt.show()
```

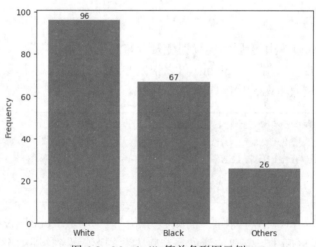

图 6-5   Matplotlib 简单条形图示例

对于包含两个分类变量的复合条形图，我们可以先用 Pandas 库的 pd.crosstab 函数生成二维列联表，然后使用函数 plt.bar 做图。下面的代码绘制的条形图用于展示变量 race 在二分类变量 low 的各类别下的频数分布：

```
>>> counts = pd.crosstab(birthwt.race, birthwt.low)  # 计算 race 和 low 的列联频数
>>> x_pos1 = np.arange(3)   # 定义第 1 组条形的位置
>>> width = 0.3        # 定义条形的宽度
>>> x_pos2 = x_pos1 + width   # 定义第 2 组条形的位置
# 绘制第 1 组条形图
>>> plt.bar(x_pos1, counts.iloc[:, 0], width = width, label = "Not low")
# 绘制第 2 组条形图
>>> plt.bar(x_pos2, counts.iloc[:, 1], width = width, label = 'Low')
# 添加 x 轴刻度标签
>>> plt.xticks((x_pos1 + x_pos2)/2, ['White', 'Black', 'Others'])
>>> plt.ylabel('Frequency')    # 添加 y 轴标签
# 通过循环的方式，分别为两组条形图添加数值标签
>>> for x, y in enumerate(counts.iloc[:, 0]):
...     plt.text(x, y, y, ha = 'center', va = 'bottom')
>>> for x, y in enumerate(counts.iloc[:, 1]):
...     plt.text(x + width, y, y, ha = 'center', va = 'bottom')
>>> plt.legend()    # 添加图例
>>> plt.show()
```

在上面的代码中，函数 plt.bar 中设置 "label" 是为了在后面的命令 plt.legend( ) 中能够自动添加图例。如果在函数 plt.bar 中没有设置 "label"，则需要在 plt.legend 中设置。此外，使用了 for 循环是为了在条形图的顶端添加频数值，以增强图形的可读性，如图 6-6 所示。

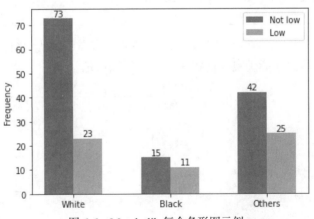

图 6-6　Matplotlib 复合条形图示例

3. 饼图

饼图（pie chart）可用于展示分类数据的占比情况。因为人们对长度的判断比对面积的判断更精确，多数统计学家不建议使用饼图，他们更推荐用条形图或点图来代替饼图。即使这样，饼图在社会科学领域和商业领域还是被广泛使用。

下面的代码使用函数 plt.pie 绘制了饼图，用于展示某医院一周内急诊入院的疾病类型分布：

```
>>> percent = [5.9, 25.3, 33.1, 9.9, 12.9, 12.9]   # 创建数据
>>> plt.rcParams['font.family'] = ['SimHei']   # 用来显示中文
>>> disease = ['感染', '中风', '外伤', '昏厥', '食物中毒', '其他']
>>> explode = (0, 0, 0.05, 0, 0, 0)
>>> plt.pie(percent, labels = disease, explode = explode, autopct = '%1.1f%%')
>>> plt.show()
```

函数 plt.pie 中，参数"explode"用于控制饼图中每一块的分离距离（默认不分离），这在想要突出显示某一类别的占比时比较有用；参数"autopct"用于设置在图中显示百分比的格式，这里使用了包含一位小数的浮点型格式，如图 6-7 所示。

4. 箱线图

箱线图（box plot）又称箱须图（box-whisker plot），常用于展示数据的大致分布特征，也用于探索异常值或离群点。在实际的医学数据分析中，更多时候用平行排列的箱线图比较分类变量各个类别下某指标的水平。例如，要比较数据集 birthwt 里不同人种新生儿体重的情况，可以使用下面的命令：

```
>>> bwt_white = birthwt.bwt[birthwt.race == 1]
>>> bwt_black = birthwt.bwt[birthwt.race == 2]
>>> bwt_others = birthwt.bwt[birthwt.race == 3]
>>> data = [bwt_white, bwt_black, bwt_others]
>>> plt.boxplot(data, labels = ['White', 'Black', "Others"])
>>> plt.ylabel("Birth weight in grams")
>>> plt.show()
```

从图 6-8 可以看出，白人孕妇（White）新生儿的体重高于其他两组。但是，差异的显著性需要进一步的统计学检验才能确定，这将在第 7 章详细讨论。

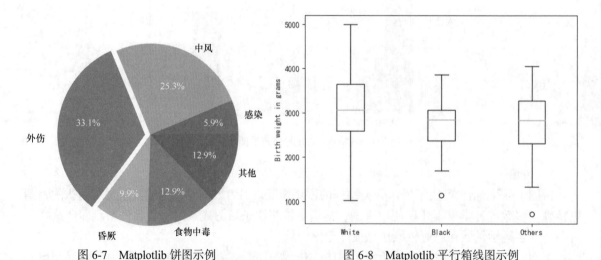

图 6-7　Matplotlib 饼图示例　　　　　　图 6-8　Matplotlib 平行箱线图示例

函数 plt.boxplot 还提供了丰富的自定义选项，表 6-4 列出了其中常用的参数及其说明。

表 6-4 函数 plt.boxplot 的常用参数及其说明

参数名	描述
x	用于绘制箱线图的数据，可以是列表、一维数组、DataFrame 等
notch	用于控制是否以凹口的方式绘制箱体，默认为 False
sym	异常点的形状，默认为圆圈 "o"
vert	垂直排列箱线图，默认为 True
positions	箱线图的位置，默认为 range(1, N+1)，其中 N 表示箱子的个数
widths	箱体的宽度，默认为 0.5
labels	每一个箱线图的标签，默认为 None
showmeans	是否标记均值，默认为 False
meanline	是否显示均值线，在 showmeans 为 True 时起作用，默认为 False

5. 散点图

散点图（scatter plot）常用于展示两个连续型变量的关系。函数 plt.plot 和 plt.scatter 都可以用来绘制散点图，而后者提供了更多的自定义选项。对于只包含两个连续型变量的散点图，只需在函数 plt.scatter 里传入 x 和 y 即可。对于稍复杂的散点图，可以用点的颜色或形状区等表示第三个变量。例如，下面的代码绘制了 iris 数据集里 3 种鸢尾花的萼片长度与萼片宽度的散点图：

```
>>> iris = pd.read_csv('iris.csv')          # 读入数据
>>> types = iris.Species.unique()           # 根据变量 Species 将点分为 3 类
>>> colors = ['red','blue','green']         # 定义 3 种不同颜色
>>> for i in range(len(types)):
...     plt.scatter(iris.loc[iris.Species == types[i], 'Sepal_Length'],
...                 iris.loc[iris.Species == types[i], 'Sepal_Width'],
...                 color = colors[i],
...                 label = types[i])        # 后面图例的标签取自 label
>>> plt.legend()
>>> plt.xlabel('Sepal Length (cm)')
>>> plt.ylabel('Sepal Width (cm)')
>>> plt.show()
```

代码里使用 for 循环分别用不同颜色绘制 3 种类别鸢尾花的散点图；函数 plt.scatter 中设置 label 是为了在后面的命令 plt.legend( )中能够自动添加图例，如图 6-9 所示。

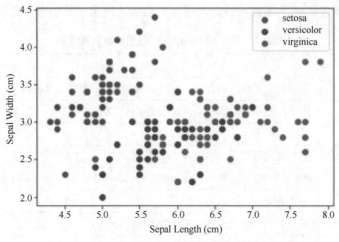

图 6-9   Matplotlib 散点图示例

6.2   Seaborn 数据可视化

6.2.1   Seaborn 简介

在 6.1 节我们看到，使用 Matplotlib 库可以绘制出多种多样的图形，我们还可以通过各种函数和参数控制图形的输出。Matplotlib 虽然功能强大，但是其灵活性也会带来一定的缺点，用户需要熟悉各种参数的用法。Seaborn 库是 Matplotlib 的一个高级接口，它使得绘图更加容易，将 Python 的绘图功能提升到了一个新的高度。

需要说明的是，本节的很多绘图示例中设置了一些额外的参数。这些参数在实际的绘图中很常用，读者可以尝试删除或者修改这些参数值以掌握它们的用法。

首先，按照惯例导入本节中用到的库和示例中用到的数据集：

```
>>> import seaborn as sns
>>> import matplotlib.pyplot as plt
>>> import pandas as pd
>>> import numpy as np
>>> iris = pd.read_csv('iris.csv')          # 读入数据集 iris
>>> birthwt = pd.read_csv('birthwt.csv')   # 读入数据集 birthwt
# 给数据集 birthwt 中变量 race 的各个类别添加标签
>>> birthwt.race = birthwt.race.map({1: 'White', 2: 'Black', 3: 'Others'})
```

在 Seaborn 中，用户可以自定义图形的背景色、主题、字体等绘图风格。表 6-5 列出了其中常用的绘图风格设置函数。

表 6-5　Seaborn 常用绘图风格设置函数

函数	描述
sns.set	设置 Seaborn 绘图风格
sns.set_style	设置绘图主题，取 darkgrid（默认）、whitegrid、dark、white 或 ticks
sns.despine	设置轴线
sns.color_palette	设置调色板
sns.palplot	设置颜色
sns.set_context	设置图形元素缩放比例

要设置某种绘图风格，如图 6-10 所示，只需在绘图代码前加入相应的函数并设置其中的参数，例如：

```
>>> sns.set_style('darkgrid')
>>> sns.set_context('poster')
>>> x = np.linspace(-4, 4, 50)
>>> y = np.exp(-(x ** 2) / 2 ) / np.sqrt(2 * np.pi)
>>> plt.plot(x, y)
>>> plt.show()
```

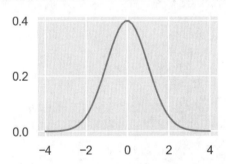

图 6-10　Seaborn 绘图风格设置示例

要恢复 Seaborn 的所有默认绘图参数设置，只需输入：

```
>>> sns.set()          # 恢复 Seaborn 默认绘图风格
```

6.2.2　直方图和密度曲线图

在探索数据的过程中，最基本的手段就是观察某单个变量的取值情况。对于连续型变量，可以绘制直方图或密度曲线图。函数 sns.histplot、sns.rugplot、sns.kdeplot、sns.ecdfplot 可分别用于绘制直方图、轴须图、密度曲线图和经验累积分布曲线图。下面用数据集 iris 中的变量 Sepal_Length 做图展示这几个函数的用法：

```
>>> fig, axes = plt.subplots(2, 2, figsize = (8, 8))
>>> sns.histplot(iris.Sepal_Length, ax = axes[0, 0])
>>> sns.histplot(iris.Sepal_Length, kde = True, ax = axes[0, 1])
>>> sns.rugplot(iris.Sepal_Length, ax = axes[0, 1])
>>> sns.kdeplot(iris.Sepal_Length, shade = True, ax = axes[1, 0])
>>> sns.ecdfplot(iris.Sepal_Length, ax = axes[1, 1])
>>> plt.show()
```

上面的代码同时展示了怎么样在 Seaborn 中绘制一页多图。我们先用函数 plt.subplot 将画布分成了 2 行 2 列的四个区域；然后通过在绘图函数中加入参数 "ax" 指定图形所在的行和列。如图 6-11 所示，第一幅图（左上）是直方图，第二幅图（右上）是在直方图上添加了密度曲线和轴须图，第三幅图（左下）是在曲线下面添加了阴影的密度曲线图，第四幅图（右下）是累积分布曲线图。

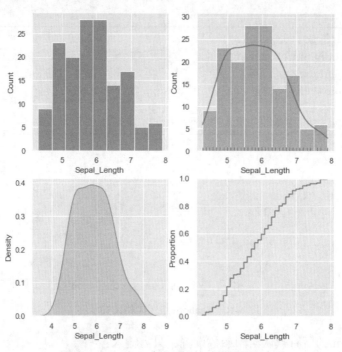

图 6-11   Seaborn 直方图和密度曲线图示例

6.2.3   条形图

通常的条形图是计数条形图，横坐标表示分类变量的各个类别，纵坐标表示各类别的计数。在 Seaborn 中可以使用 sns.countplot 绘制这样的条形图（如图 6-12 所示）：

```
>>> sns.countplot(x = 'race', hue = 'smoke', data = birthwt,
...               order = ['White', 'Black', 'Others'])
>>> plt.show()
```

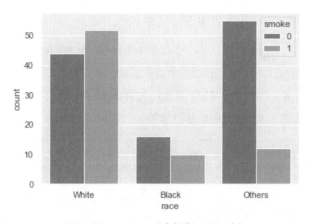

图 6-12　Seaborn 计数条形图示例

在医学数据分析中，常常用纵坐标表示某个数值型变量以绘制条形图，以比较各类别的水平（通常是均值）。这种条形图的作用类似于平行箱线图，不同的是条形图侧重的是展示均值和标准差，而箱线图侧重于展示中位数和四分位数间距。

```
>>> sns.barplot(x = 'Species', y = 'Sepal_Length', data = iris, ci = 'sd')
>>> plt.show()
```

在图 6-13 中，纵坐标是 Sepal_Length 的均值。参数"ci"默认表示置信区间，这里设为了"sd"，因此条形图上面的竖线段代表的是标准差。

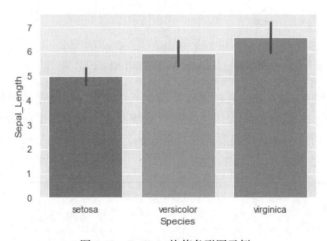

图 6-13　Seaborn 均值条形图示例

6.2.4　箱线图和小提琴图

使用 Seaborn 中的函数 sns.boxplot 绘制箱线图（如图 6-14（a）所示）非常容易，只需在函数 sns.boxplot 中设置 *x* 轴、*y* 轴和所使用的数据集：

```
>>> sns.boxplot(x = 'race', y = 'bwt', data = birthwt)
>>> plt.show()
```

小提琴图（violin plot）可以看作箱线图和密度图的结合，它对数据分布的展示更为直观，如图 6-14（b）所示。函数 sns.violinplot 可用来绘制小提琴图：

```
>>> sns.violinplot(x = 'race', y = 'bwt', data = birthwt)
>>> plt.show()
```

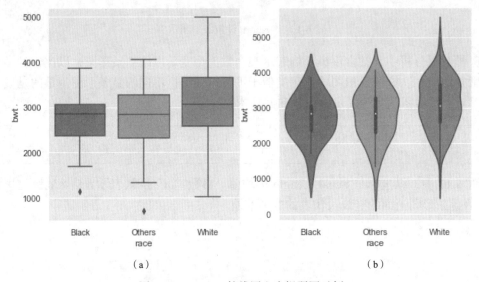

（a）   （b）

图 6-14　Seaborn 箱线图和小提琴图示例

从图 6-14 可以看出，白人新生儿的体重要高于其他两组，但是差异的显著性需要经过统计学检验才能得出结论。Statannot 库提供了在平行箱线图或小提琴图上添加组间比较的统计学差异标识的功能。在使用这个库之前需要先在终端安装。在图 6-14 的基础上添加组间比较的统计学差异标识（如图 6-15 所示），代码如下：

```
>>> from statannot import add_stat_annotation
>>> bp = sns.boxplot(x = 'race', y = 'bwt', data = birthwt)
>>> add_stat_annotation(bp, x = 'race', y = 'bwt', data = birthwt,
...                     box_pairs = [('Black', 'White'),
...                                  ('Black', 'Others'),
...                                  ('Others', 'White')],
...                     test = 'Mann-Whitney')
>>> plt.show()
```

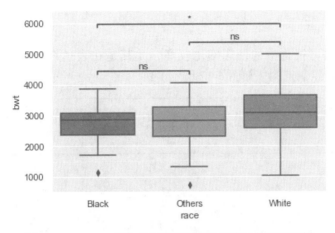

图 6-15　Seaborn 添加组间比较显著性标识的箱线图示例

图 6-15 中组间的两两比较采用了 Mann-Whitney 非参数检验。结果表明，新生儿的体重在白人和黑人之间的差异有统计学意义（一个 "*" 号表示 $0.01 < P < 0.05$），而新生儿的体重在白人和其他人种、黑人与其他人种之间的差异没有统计学意义（"ns" 表示 "not significant"，即 $P > 0.05$）。

与图 6-12 类似，我们还可以用颜色表示第三个分类变量，只需在函数中加入参数 "hue"。例如，要将图 6-14 中的箱线图按照变量 smoke 的两个水平展示（如图 6-16 所示），可以使用下面的命令：

```
>>> sns.boxplot(x = 'race', y = 'bwt', hue = 'smoke', data = birthwt)
>>> plt.xlabel('')
>>> plt.ylabel('Birth weight (g)')
>>> plt.show()
```

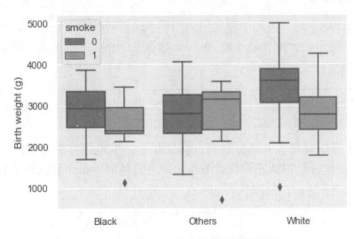

图 6-16　Seaborn 复合类别箱线图示例

6.2.5 点图

点图在医学数据可视化中的使用率比较高，尤其是在表达剂量反应关系的时候。函数 sns.pointplot 可以用于绘制点图（如图 6-17 所示）：

```
>>> sns.pointplot(x = 'race', y = 'bwt', data = birthwt,
...               hue = 'smoke', dodge = True)
>>> plt.show()
```

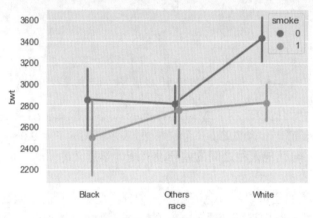

图 6-17　Seaborn 点图示例

在函数 sns.pointplot 中，点对应的值可以通过参数"estimator"设定，默认为均值，如果想使用中位数，可以将其设为 np.median。竖线段默认表示的是置信区间，置信度可以用参数"ci"指定（默认为 95），如果将参数"ci"设为 sd，则在图中显示标准差。

6.2.6 带状点图与簇状点图

带状点图（strip plot）是一类简单而实用的图形。通过带状点图我们可以查看变量数值的分布及其分布形状，并确定最大值和最小值。以 iris 数据集为例，下面的代码绘制的带状点图展示了鸢尾花不同种属的萼片长度的分布：

```
>>> sns.stripplot(x = 'Species', y = 'Sepal_Length', data = iris, jitter = True)
>>> plt.show()
```

从图 6-18（a）可以看到，大部分数值点都分开了，但是仍有部分数值点重合。簇状点图（swarm plot）可以看作分散排列的带状点图。如果想清楚展示每个数据点的数目，可以使用簇状点图，如图 6-18（b）所示。绘图代码如下：

```
>>> sns.swarmplot(x = 'Species', y = 'Sepal_Length', data = iris)
>>> plt.show()
```

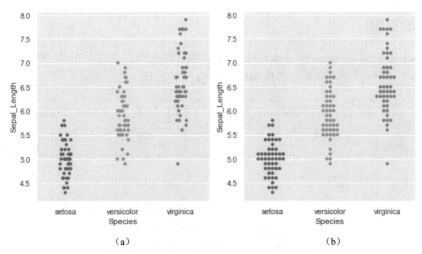

（a）　　　　　　　　　　　　　（b）

图 6-18　Seaborn 带状点图和簇状点图示例

函数 sns.stripplot 和 sns.swarmplot 不仅可以单独实现对数据分布的展现，也可以作为箱线图或小提琴图的一种补充，用来显示所有数值点以及分布情况，如图 6-19 所示。绘图代码如下：

```python
# 在箱线图上添加带状点图
>>> sns.boxplot(x = 'Species', y = 'Sepal_Length', data = iris)
>>> sns.stripplot(x = 'Species', y = 'Sepal_Length', data = iris, color = 'k')
>>> plt.show()
# 在小提琴图上添加簇状点图
>>> sns.violinplot(x = 'Species', y = 'Sepal_Length', data = iris)
>>> sns.swarmplot(x = 'Species', y = 'Sepal_Length', data = iris, color = 'k')
>>> plt.show()
```

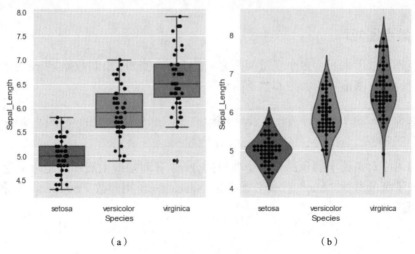

（a）　　　　　　　　　　　　　（b）

图 6-19　Seaborn 添加点图的箱线图和小提琴图示例

6.2.7　散点图

在 Seaborn 中，函数 sns.scatterplot 可以用于绘制散点图。例如，要探索鸢尾花的萼片长度和花瓣长度的关系，可以使用下面的代码绘制散点图（如图 6-20 所示）：

```
>>> sns.scatterplot(x = 'Sepal_Length', y = 'Sepal_Width', data = iris,
...                  style= 'Species', hue = 'Species')
>>> plt.show()
```

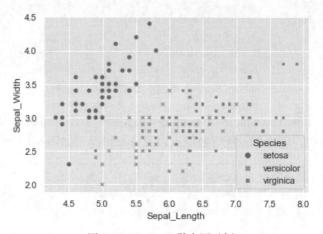

图 6-20　Seaborn 散点图示例

在上面的代码中，我们将变量 Species 赋给了参数"style"和"hue"，目的是展示不同种属鸢尾花的萼片长度和花瓣长度的关系。在设置了这两个参数的情况下，Seaborn 会自动添加一个图例。

6.2.8　散点图矩阵

散点图矩阵可以用来展示多个变量两两之间的关系。例如，绘制数据集 iris 里鸢尾花的各项测量指标之间的散点图矩阵（如图 6-21 所示）：

```
>>> sns.pairplot(data = iris, markers= ['o', '^', '*'], hue = 'Species')
>>> plt.show()
```

在图 6-21 中，对角线上展示的是单个变量的分布，非对角线上展示的是两个变量的散点图。这里我们加入了颜色参数"hue"代表分类变量 Species，还用参数"markers"为各个类别的散点定义了不同的形状。

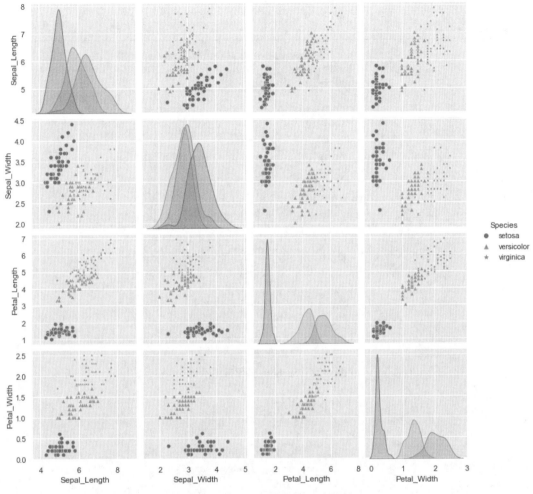

图 6-21　Seaborn 散点图矩阵示例

6.2.9　多面板图

多面板图不仅可以显示两个变量的关系,还可以显示每个变量的分布情况。函数 sns.jointplot 可以用于绘制多面板图,如图 6-22 所示。

```
>>> sns.jointplot(x = 'Sepal_Length', y = 'Sepal_Width', data = iris)
>>> plt.show()
```

在函数 sns.jointplot 中,可以设置参数 "kind" 为 kde,此时变量的分布就用密度曲线来代替,而散点图则会被等高线图代替,如图 6-23 所示。绘图代码如下:

```
>>> sns.jointplot(x = 'Sepal_Length', y = 'Sepal_Width', data = iris,
...                 kind = 'kde')
>>> plt.show()
```

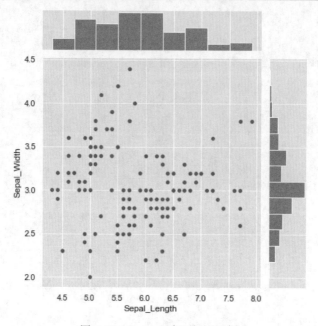

图 6-22   Seaborn 多面板图示例

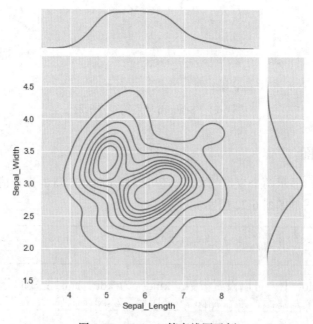

图 6-23   Seaborn 等高线图示例

6.2.10　回归图

回归图可以用来揭示两个连续型变量之间的线性或者非线性关系。回归图可以使用 sns.regplot 绘制（如图 6-24 所示）：

```
>>> sns.regplot(x = 'Sepal_Length', y = 'Petal_Length', data = iris)
>>> sns.regplot(x = 'Sepal_Length', y = 'Petal_Length', data = iris,
...             lowess = True)
>>> plt.show()
```

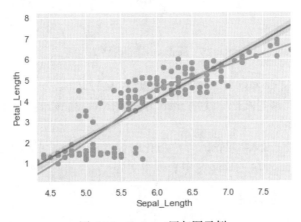

图 6-24　Seaborn 回归图示例

在图 6-24 中，我们在散点图上添加了两种回归线。函数 sns.regplot 默认情况下会绘制线性回归直线，将参数"lowess"设为 True 将会绘制局部加权回归曲线。除了参数"lowess"，我们还可以通过设置参数"logistic""robust"分别拟合 Logistic 回归曲线、稳健回归曲线。

6.2.11　分面网格图

当探索具有多维度的数据集时，一个很好的方式是基于不同的子数据集构建图形，并将它们以网格的方式组织在一张图之中。这种图形能帮助我们快速地从复杂的数据中提取大量信息。Seaborn 中的 FacetGrid 方法可以用来绘制分面网格图。一个分面网格图可以用三个维度变量来构建：row、col 和 hue。前两个维度变量 row 和 col 分别控制图形的行和列，而第三个维度变量 hue 用于控制颜色。在使用 FacetGrid 时，这些维度变量（控制行、列和颜色的变量）应该是分类变量，通过这些变量的不同水平组合起来构成了整个图形的每一个分面（facet）。

例如，要探索数据集 iris 里不同种属鸢尾花的萼片长度和花瓣长度的关系，我们可以把变量 Species 作为列变量绘制分面网格散点图（如图 6-25 所示），代码如下：

```
>>> p = sns.FacetGrid(iris, col = 'Species')
>>> p.map(sns.scatterplot, 'Sepal_Length', 'Petal_Length')
```

```
>>> p.map(sns.regplot, 'Sepal Length', 'Petal Length')
>>> plt.show()
```

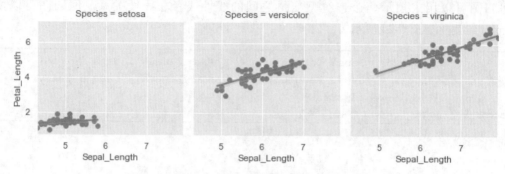

图 6-25　Seaborn 分面网格图示例

在上述代码中，传入 FacetGrid 的数据和维度变量会初始化一个网格，生成基于 Matplotlib 的图形和坐标轴，然后在这些网格中使用 map 方法做图。我们需要指定使用哪个绘图函数以及哪个（或哪些）变量绘图。

从图 6-25 可以看出，三种鸢尾花的萼片与花瓣长度之间都呈正相关关系，而这种正相关关系在 versicolor 和 virginica 种属的鸢尾花中表现得更强。

6.2.12　Seaborn 图形保存

在 Seaborn 中，我们也可以将绘制的图形保存为多种不同格式的图片文件。例如：

```
>>> p = sns.scatterplot(x = 'Sepal_Length', y = 'Petal_Length', data = iris)
>>> fig = p.get_figure()
>>> fig.savefig('myplot.png', dpi = 400)
```

上面的代码先创建了一幅散点图并把结果保存为 p，然后用 get_figure 方法获取图片信息，最后用 Matplotlib 中的 savefig 方法把图片存为了.png 格式的文件，并设置了分辨率为 400。打开当前工作目录就可以看到这个文件。savefig 方法中的常用参数及其使用说明见表 6-3。

6.3　其他 Python 数据可视化工具

在 Python 的应用中，可视化是一个非常活跃的领域，新的工具层出不穷。除了 6.1 节和 6.2 节介绍的两个绘图库，基于 Python 的数据可视化工具还有很多。下面列举几个在 Python 社区比较受欢迎的可视化工具，感兴趣的读者可以进入它们的主页了解更多信息。

Plotly 是一个非常著名且强大的开源数据可视化框架。它通过构建基于浏览器显示的 Web 形式的可交互图表来展示信息。Plotly 支持在线和离线两种模式，既可以在 Web 浏览器中展示数据图表，也可以存入本地副本。

Bokeh 是一个交互式的可视化库，支持 Web 浏览器。它提供了简洁优雅的绘图风格，可用于快速创建交互式仪表盘和数据分析应用。

Plotnine 是 ggplot 在 Python 中的实现。ggplot 是基于 Wilkinson 的 *Grammar of Graphics* 一书中所提出的图层语法的具体实现。如果熟悉 R 语言的 ggplot2 包，你会发现 Plotnine 可以说是 ggplot2 包的 Python 改写版，它们中的绝大多数函数和参数的使用方法都是一样的。因此，从 R 的 ggplot2 转到 Python 的 Plotnine 会毫不费力。

Pyecharts 是一个用于生成 Echarts 图表的类库。它将 Python 与百度的开源可视化工具 Echarts 相结合，可以看作 Echarts 与 Python 的对接。

此外，The Python Graph Gallery 网站收集了各种新颖的图形，以及相应的示例代码，值得对可视化感兴趣的读者探索。

6.4 习题

1. 分别使用 Matplotlib 和 Seaborn 做图展示数据集 iris 里 3 个种属鸢尾花的萼片宽度和花瓣宽度的关系。

2. 请将习题 1 中用 Seaborn 制作出的图形保存为.pdf 和.png 格式的文件，将图片分辨率设为 300。

3. 请为图 6-19（a）添加组间均值比较的统计学差异的标记。

第 7 章　基本统计分析

前面我们已经学会了如何将数据导入 Python，以及如何将数据转换为需要的格式。接着了解了数据可视化的基本方法，开始用图形探索数据。接下来的工作通常是描述各个变量的分布，并探索变量两两之间的关系。本章将介绍描述性统计分析和基本的统计推断。在描述性统计分析中，主要用到了 Pandas 库的数据结构和计算描述性统计指标的方法，还用到了 NumPy 库的数组运算函数；在统计推断中，主要用到了 Scipy 库的子模块 stats。首先导入这几个库：

```
>>> import pandas as pd
>>> import numpy as np
>>> import scipy.stats as stats
```

为了便于阐述，本章将使用之前用到的数据集 birthwt。在分析之前，先将数据集里的 low、race、smoke、ht 和 ui 转成分类变量并为各个类别添加标签。

```
>>> birthwt = pd.read_csv('birthwt.csv')
>>> # 给数据集 birthwt 中变量 race 的各个类别添加标签
>>> birthwt.low = birthwt.low.map({0: 'No', 1: 'Yes'})
>>> birthwt.race = birthwt.race.map({1: 'White', 2: 'Black', 3: 'Others'})
>>> birthwt.smoke = birthwt.smoke.map({0: 'No', 1: 'Yes'})
>>> birthwt.ht = birthwt.ht.map({0: 'No', 1: 'Yes'})
>>> birthwt.ui = birthwt.ui.map({0: 'No', 1: 'Yes'})
```

7.1　查看数据集信息

将数据导入 Python 后，需要仔细查看数据集的基本信息以判断数据是否正确读入。另外，明确各个变量的类型也是进行统计分析之前最重要的任务之一。Pandas 中的 info 方法可以用来查看数据集信息：

```
>>> birthwt.info()
<class 'pandas.core.frame.DataFrame'>
RangeIndex: 189 entries, 0 to 188
```

```
Data columns (total 10 columns):
 #    Column   Non-Null Count   Dtype
---   ------   --------------   -----
 0    low      189 non-null     object
 1    age      189 non-null     int64
 2    lwt      189 non-null     int64
 3    race     189 non-null     object
 4    smoke    189 non-null     object
 5    ptl      189 non-null     int64
 6    ht       189 non-null     object
 7    ui       189 non-null     object
 8    ftv      189 non-null     int64
 9    bwt      189 non-null     int64
dtypes: int64(5), object(5)
memory usage: 14.9+ KB
```

数据集里没有缺失值，一共包含 189 个观测，10 个变量。其中，age、lwt、bwt 是连续型数值变量，ptl、ftv 是离散型数值变量，low、race、smoke、ht、ui 是分类变量。

如果只想查看数据集里的变量名，可以输入：

```
>>> birthwt.columns
Index(['low', 'age', 'lwt', 'race', 'smoke', 'ptl', 'ht', 'ui', 'ftv', 'bwt'],
dtype='object')
```

还可以使用 head 或 tail 方法获取数据集的前几行或后几行，例如：

```
>>> birthwt.head()
   low   age  lwt    race  smoke  ptl   ht    ui   ftv   bwt
0  No    19   182   Black     No    0   No   Yes     0  2523
1  No    33   155  Others     No    0   No    No     3  2551
2  No    20   105   White    Yes    0   No    No     1  2557
3  No    21   108   White    Yes    0   No   Yes     2  2594
4  No    18   107   White    Yes    0   No   Yes     0  2600
```

获取数据集里变量的常用统计量是一种快速探索数据的方法，这可以通过 Pandas 的 describe 方法实现。

```
>>> birthwt.describe()
               age         lwt         ptl         ftv          bwt
count   189.000000  189.000000  189.000000  189.000000   189.000000
mean     23.238095  129.814815    0.195767    0.793651  2944.587302
std       5.298678   30.579380    0.493342    1.059286   729.214295
min      14.000000   80.000000    0.000000    0.000000   709.000000
```

25%	19.000000	110.000000	0.000000	0.000000	2414.000000
50%	23.000000	121.000000	0.000000	0.000000	2977.000000
75%	26.000000	140.000000	0.000000	1.000000	3487.000000
max	45.000000	250.000000	3.000000	6.000000	4990.000000

describe 方法默认只给出数值型变量的常用统计量，要想对 DataFrame 中的每个变量进行汇总统计，可以将其中的参数 "include" 设为 all。

```
>>> birthwt.describe(include = 'all')
           low        age         lwt     race  ...   ui         ftv          bwt
count      189  189.000000  189.000000    189  ...  189  189.000000   189.000000
unique       2         NaN         NaN      3  ...    2         NaN          NaN
top         No         NaN         NaN  White  ...   No         NaN          NaN
freq       130         NaN         NaN     96  ...  161         NaN          NaN
mean       NaN   23.238095  129.814815    NaN  ...  NaN    0.793651  2944.587302
std        NaN    5.298678   30.579380    NaN  ...  NaN    1.059286   729.214295
min        NaN   14.000000   80.000000    NaN  ...  NaN    0.000000   709.000000
25%        NaN   19.000000  110.000000    NaN  ...  NaN    0.000000  2414.000000
50%        NaN   23.000000  121.000000    NaN  ...  NaN    0.000000  2977.000000
75%        NaN   26.000000  140.000000    NaN  ...  NaN    1.000000  3487.000000
max        NaN   45.000000  250.000000    NaN  ...  NaN    6.000000  4990.000000
[11 rows x 10 columns]
```

从上面命令的输出可以看到，对于数值型变量 age、lwt、ptl、ftv 和 bwt，给出了非缺失值的个数、均值、标准差、最小值、下四分位数、中位数、上四分位数和最大值；对于分类变量 low、race、smoke、ht 和 ui，给出的则是非缺失值的个数、类别数、频数最高的类别（众数）以及众数对应的频数。

describe 方法也适用于 Pandas 中的 Series，即单个变量，例如：

```
>>> birthwt.bwt.describe()
count     189.000000
mean     2944.587302
std       729.214295
min       709.000000
25%      2414.000000
50%      2977.000000
75%      3487.000000
max      4990.000000
Name: bwt, dtype: float64
>>> birthwt.race.describe()
count       189
unique        3
top       White
freq         96
Name: race, dtype: object
```

7.2 数值型变量的统计描述

对于数值型变量，常用的统计描述包括反映数据集中趋势、离散程度和分布形状 3 方面的统计量。除了上面提到的 describe 方法，Pandas 中还有很多用于计算特定统计量的方法。例如，使用下面的代码计算变量 bwt 的常用统计量：

```
>>> birthwt.bwt.count()        # 计算非缺失值的个数
189
>>> birthwt.bwt.min()          # 计算最小值
709
>>> birthwt.bwt.max()          # 计算最大值
4990
>>> birthwt.bwt.mean()         # 计算均值
2944.5873015873017
>>> birthwt.bwt.median()       # 计算中位数
2977.0
>>> birthwt.bwt.quantile([0.25, 0.5, 0.75])      # 计算指定的分位数
0.25    2414.0
0.50    2977.0
0.75    3487.0
Name: bwt, dtype: float64
>>> birthwt.bwt.var()          # 计算样本方差
531753.4883485311
>>> birthwt.bwt.std()          # 计算样本标准差
729.2142952167977
>>> birthwt.bwt.skew()         # 计算偏度系数
-0.20863702335894543
>>> birthwt.bwt.kurt()         # 计算峰度系数
-0.08383885416863368
```

此外，Scipy 的 stats 模块中的函数 describe 也可以用来计算数值型变量的样本量、最大最小值、均值、方差、偏度系数和峰度系数：

```
>>> stats.describe(birthwt.bwt)
DescribeResult(nobs=189, minmax=(709, 4990), mean=2944.5873015873017, variance=
531753.488348531, skewness=-0.20697750992761216, kurtosis=-0.11321621012579453)
```

我们还可以用 apply 或 agg 方法同时计算数据集里的多个变量的指定统计量，其中 agg 是 aggregate 方法的简写。例如，计算 birthwt 中 3 个连续型变量 age、lwt 和 bwt 的均值：

```
>>> cont_vars = birthwt.loc[:, ['age', 'lwt', 'bwt']]
>>> cont_vars.apply(np.mean)
age        23.238095
lwt       129.814815
bwt      2944.587302
dtype: float64
>>> cont_vars.agg(np.mean)
age        23.238095
lwt       129.814815
bwt      2944.587302
dtype: float64
```

使用 apply 或 agg 方法也可以同时计算多个统计量, 只需把相应的函数名放入一个列表中:

```
>>> cont_vars.apply([np.mean, np.std])
            age          lwt          bwt
mean   23.238095   129.814815   2944.587302
std     5.298678    30.579380    729.214295
>>> cont_vars.agg([np.mean, np.std])
            age          lwt          bwt
mean   23.238095   129.814815   2944.587302
std     5.298678    30.579380    729.214295
```

在很多时候, 我们还想计算某个分类变量各个类别下的统计量。例如, 按照分类变量 race 计算描述性统计量。完成这个任务可以分为两步: 第一步先用 groupby 方法将数据分组, 第二步针对分组后的数据计算相应的统计量。

```
>>> grouped = birthwt.groupby(birthwt.race)
>>> list(grouped)
[('Black',
      low  age  lwt   race  smoke  ptl   ht   ui  ftv   bwt
   0   No   19  182  Black     No    0   No  Yes    0  2523
  16   No   15   98  Black     No    0   No   No    0  2778
  28   No   26  168  Black    Yes    0   No   No    0  2920
  29   No   17  113  Black     No    0   No   No    1  2920
  30   No   17  113  Black     No    0   No   No    1  2920
  32   No   35  121  Black    Yes    1   No   No    1  2948
  34   No   25  125  Black     No    0   No   No    0  2977
  40   No   21  185  Black    Yes    0   No   No    2  3042
  42   No   23  130  Black     No    0   No   No    1  3062
  69   No   22  158  Black     No    1   No   No    2  3317
  73   No   16  112  Black     No    0   No   No    0  3374
  75   No   18  229  Black     No    0   No   No    0  3402
```

78	No	20	121	Black	Yes	0	No	No	0	3444
105	No	25	241	Black	No	0	Yes	No	0	3790
109	No	16	170	Black	No	0	No	No	4	3860
132	Yes	34	187	Black	Yes	0	Yes	No	0	1135
137	Yes	24	128	Black	No	1	No	No	1	1701
146	Yes	21	200	Black	No	0	No	Yes	2	1928
156	Yes	20	120	Black	Yes	0	No	No	3	2126
158	Yes	27	130	Black	No	0	No	Yes	0	2187
164	Yes	18	110	Black	Yes	1	No	No	0	2296
170	Yes	23	187	Black	Yes	0	No	No	1	2367
171	Yes	20	122	Black	Yes	0	No	No	0	2381
172	Yes	24	105	Black	Yes	0	No	No	0	2381
179	Yes	17	120	Black	No	0	No	No	2	2438
187	Yes	17	142	Black	No	0	Yes	No	0	2495),

```
('Others',
      low  age  lwt    race  smoke  ptl   ht  ui  ftv   bwt
1      No   33  155  Others    No    0   No  No    3  2551
5      No   21  124  Others    No    0   No  No    0  2622
7      No   17  103  Others    No    0   No  No    1  2637
10     No   19   95  Others    No    0   No  No    0  2722
11     No   19  150  Others    No    0   No  No    1  2733
..    ...  ...  ...     ...   ...  ...  ...  ..  ...   ...
180   Yes   26  154  Others    No    1  Yes  No    1  2442
181   Yes   20  105  Others    No    0   No  No    3  2450
183   Yes   14  101  Others   Yes    1   No  No    0  2466
185   Yes   14  100  Others    No    0   No  No    2  2495
186   Yes   23   94  Others   Yes    0   No  No    0  2495
[67 rows x 10 columns]),
('White',
      low  age  lwt    race  smoke  ptl   ht  ui  ftv   bwt
2      No   20  105   White   Yes    0   No  No    1  2557
3      No   21  108   White   Yes    0   No  Yes   2  2594
4      No   18  107   White   Yes    0   No  Yes   0  2600
6      No   22  118   White    No    0   No  No    1  2637
8      No   29  123   White   Yes    0   No  No    1  2663
..    ...  ...  ...     ...   ...  ...  ...  ..  ...   ...
177   Yes   17  120   White   Yes    0   No  No    3  2414
178   Yes   23  110   White   Yes    1   No  No    0  2424
182   Yes   26  190   White   Yes    0   No  No    0  2466
184   Yes   28   95   White   Yes    0   No  No    2  2466
188   Yes   21  130   White   Yes    0  Yes  No    3  2495
[96 rows x 10 columns])]
```

从上面的输出可以看出，groupby 把整个数据集按照分组变量 race 的 3 个水平分成了 3 个子数据集。接下来，分组计算各个数值型变量的均值：

```
>>> grouped.mean()
          age         lwt         ptl         ftv          bwt
race
Black   21.538462   146.807692   0.153846    0.807692    2719.692308
Others  22.388060   120.014925   0.208955    0.656716    2805.283582
White   24.291667   132.052083   0.197917    0.885417    3102.718750
```

我们还可以在 groupby 里面设置多个分类变量，例如：

```
>>> grouped = birthwt.groupby([birthwt.race, birthwt.smoke])
>>> grouped.mean()
                  age         lwt         ptl         ftv          bwt
race   smoke
Black  No       19.937500   149.437500   0.125000    0.875000    2854.500000
       Yes      24.100000   142.600000   0.200000    0.700000    2504.000000
Others No       22.363636   119.145455   0.163636    0.636364    2815.781818
       Yes      22.500000   124.000000   0.416667    0.750000    2757.166667
White  No       26.022727   138.840909   0.068182    1.022727    3428.750000
       Yes      22.826923   126.307692   0.307692    0.769231    2826.846154
```

这里的分组变量有两个，其中 smoke 有 2 个类别，race 有 3 个类别，上面的命令按照这两个变量各个类别的所有组合（共 6 组）计算均值。

如果不想引入中间变量 grouped，可以使用如下的方式：

```
>>> birthwt.groupby([birthwt.race, birthwt.smoke]).mean()
```

或者，等价地：

```
>>> birthwt.groupby([birthwt.race, birthwt.smoke]).apply(np.mean)
```

上面两行代码的输出结果完全相同。需要说明的是，apply 方法这里只能输入一个函数名，即只能计算一种统计量。如果想对 groupby 对象计算多个统计量，可以使用 agg 方法。例如：

```
>>> birthwt.groupby([birthwt.race, birthwt.smoke]).agg([np.mean, np.std])
age            ...      bwt
               mean        std    ...        mean         std
race   smoke               ...
Black  No     19.937500   3.889623   ...   2854.500000   621.254323
       Yes    24.100000   5.952590   ...   2504.000000   637.056774
Others No     22.363636   4.452896   ...   2815.781818   709.349329
       Yes    22.500000   5.107926   ...   2757.166667   810.044649
White  No     26.022727   6.017373   ...   3428.750000   710.098916
```

```
       Yes    22.826923  4.925807  ...  2826.846154  626.472489
[6 rows x 10 columns]
```

7.3 数值型变量的假设检验

7.3.1 单个样本的 t 检验

单个样本的 t 检验要求数据服从正态分布。因此，在进行 t 检验前先要对数据做正态性检验。Shapiro–Wilk 检验是一种常用方法，其零假设是给定的数据服从正态分布。

```
>>> stats.shapiro(birthwt.bwt)
ShapiroResult(statistic=0.9924418330192566, pvalue=0.43540576100349426)
```

上面得到的 P 值大于 0.1，可以认为新生儿的出生体重服从正态分布。需要说明的是，Shapiro–Wilk 检验对于异常值比较敏感，尤其是在样本量很大时。Kolmogorov-Smirnov 检验是检验给定数据的分布是否符合假定的理论分布的方法。它的适用范围更广，但在进行检验时需要指定具体的分布及其参数值。

```
>>> mean_bwt = np.mean(birthwt.bwt)
>>> std_bwt  = np.std(birthwt.bwt)
>>> stats.kstest(birthwt.bwt, cdf = 'norm', args =(mean_bwt, std_bwt))
KstestResult(statistic=0.04393903797367266, pvalue=0.8429042905199977)
```

在上面的命令中，我们先计算了变量 bwt 的均值和标准差，并把它们作为假定的正态分布的两个参数进行检验。得到的 P 值为 0.843，更进一步验证了新生儿的出生体重服从正态分布的假设。假定研究总体中新生儿的平均出生体重为 3000 克，使用函数 stats.ttest_1samp 进行单样本的 t 检验：

```
>>> stats.ttest_1samp(birthwt.bwt, 3000)
Ttest_1sampResult(statistic=-1.0446842029987398, pvalue=0.29751034076282334)
```

结果表明，研究总体中新生儿的平均出生体重与 3000 克没有显著差异（$P = 0.298$）。

7.3.2 独立样本的 t 检验

在医学研究中，我们经常关注组间差异性的比较问题。例如，接受某种新药治疗的患者是否较使用现有药物的患者表现出更大程度的改善？如果测量指标是用连续型变量表示的，我们就需要比较两组或多组之间该指标有无统计学差异。

假设变量呈正态分布，针对两组独立样本的均值之间的比较可以使用 t 检验。下面用数据集

birthwt 为例加以说明，比较吸烟组和不吸烟组产妇的新生儿体重。先检验两组数据是否服从正态分布：

```
>>> x = birthwt.bwt[birthwt.smoke == 'No']
>>> y = birthwt.bwt[birthwt.smoke == 'Yes']
>>> stats.shapiro(x)
ShapiroResult(statistic=0.9869440793991089, pvalue=0.33366698026657104)
>>> stats.shapiro(y)
ShapiroResult(statistic=0.9829553961753845, pvalue=0.4194658100605011)
```

Shapiro-Wilk 检验的 P 值均大于 0.1，可以认为两组数据都服从正态分布。接下来检验两组数据的方差是否相等，即两组之间是否具有方差齐性。常用的检验方法有 Bartlett 检验和 Levene 检验，前者要求数据服从正态分布，而后者是一种非参数检验，对于数据的分布没有要求。

```
>>> stats.bartlett(x, y)
BartlettResult(statistic=1.5069020501083583, pvalue=0.21961241527858236)
>>> stats.levene(x, y)
LeveneResult(statistic=1.456423193277535, pvalue=0.22902449563903535)
```

Bartlett 检验（$P = 0.220$）和 Levene 检验（$P = 0.229$）的结果都表明，吸烟组和不吸烟组新生儿出生体重的方差相同。接下来，用函数 stats.ttest_ind 进行独立样本的 t 检验：

```
>>> stats.ttest_ind(x, y, equal_var = True)
Ttest_indResult(statistic=2.6528933032136495, pvalue=0.008666726371019062)
```

结果表明，新生儿体重在吸烟的母亲和不吸烟的母亲之间的差异有统计学意义（$P = 0.009$）。需要说明的是，函数 stats.ttest_ind 的参数 "equal_var" 用于设置两组方差是否相等，由上面方差齐性检验的结论知，这里应该设为 True。因为该参数的默认值就是 True，所以在这里也可以忽略。

7.3.3 非独立样本的 t 检验

在医学科研实践中，经常用到配对设计：①同体配对，即同一受试对象分别接受两种不同的处理；②异体配对，即两同质受试对象配成对子后分别接受两种不同的处理。在比较两组的差异时，由于组间不是独立的，需要进行配对的 t 检验。这可以通过函数 stats.ttest_rel 实现。

下面建立两组数据，分别代表用脂肪酸水解法和碱性乙醚提取法对 10 份乳酸饮料中脂肪含量测定的结果，现比较两种测定结果是否存在差异。

```
>>> t1 = np.array([0.84, 0.59, 0.67, 0.63, 0.69, 0.98, 0.75, 0.73, 1.2, 0.87])
>>> t2 = np.array([0.58, 0.51, 0.5, 0.32, 0.34, 0.52, 0.45, 0.51, 1.00, 0.51])
>>> stats.ttest_rel(t1, t2)
Ttest_relResult(statistic=7.870977810043276, pvalue=2.5199304814782495e-05)
```

结果表明，两种方法对脂肪含量测定的差异有统计学意义（$P < 0.001$）。因为 P 值很小，输出结果用的是科学记数法表示的。

7.3.4　单因素方差分析

当需要比较的组数多于两个时，如果数据是从正态总体中独立抽样而得的，且满足方差齐性，我们可以用方差分析（ANOVA）。在分类变量只有一个时，这种方差分析被称为单因素方差分析（one-way ANOVA）。

继续以数据集 birthwt 为例，如果想知道不同种族之间新生儿的体重是否存在显著差异，就需要用单因素方差分析了。先检查各组数据的正态性：

```
>>> birthwt.bwt.groupby(birthwt.race).apply(stats.shapiro)
race
Black    (0.9769612550735474, 0.803802490234375)
Others   (0.9753748178482056, 0.2046363800764084)
White    (0.9872696399688721, 0.48605993390083313)
Name: bwt, dtype: object
```

上面对变量 bwt 按照 race 的 3 个分组分别进行了 Shapiro-Wilk 正态性检验。函数 stats.shapiro 的输出结果中，第一个值是检验统计量的值，第二个值是 P 值。结果显示，3 个 P 值都大于 0.1，可认为 3 组都满足正态性的假设。接下来，用函数 stats.bartlett 进行方差齐性检验。

```
>>> a = birthwt.bwt[birthwt.race == 'White']
>>> b = birthwt.bwt[birthwt.race == 'Black']
>>> c = birthwt.bwt[birthwt.race == 'Others']
>>> stats.bartlett(a, b, c)
BartlettResult(statistic=0.6595234276361545, pvalue=0.7190950634354348)
```

结果表明，各组方差之间的差异没有统计学意义（$P = 0.719$）。接下来，使用函数 stats.f_oneway 进行单因素方差分析：

```
>>> stats.f_oneway(a, b, c)
F_onewayResult(statistic=4.91251331864341, pvalue=0.008336077494540399)
```

结果表明，不同种族新生儿的体重之间的差异有统计学意义（$P = 0.008$）。
Statsmodels 库包含大量用于统计建模的工具，下面使用其中的两个模块建立方差分析模型：

```
>>> from statsmodels.formula.api import ols
>>> from statsmodels.stats.anova import anova_lm
>>> aov_results = anova_lm(ols('bwt ~ race', data = birthwt).fit())
>>> aov_results
             df     sum_sq       mean_sq       F      PR(>F)
race        2.0   5.015725e+06  2.507863e+06  4.912513  0.008336
Residual  186.0   9.495393e+07  5.105050e+05    NaN       NaN
```

上面得到的结果与用函数 stats.f_oneway 得到的结果完全一致，但输出结果更丰富。

进一步地，我们可以通过组间的两两比较找出哪些组之间存在显著差异。这里使用比较流行的 Tukey 法对各组均值的差异进行成对检验。我们需要先从 Statsmodels 库的子模块导入函数 pairwise_tukeyhsd：

```
>>> from statsmodels.stats.multicomp import pairwise_tukeyhsd
>>> tukey = pairwise_tukeyhsd(birthwt.bwt, birthwt.race)
>>> print(tukey)
  Multiple Comparison of Means - Tukey HSD, FWER=0.05
========================================================
group1 group2 meandiff p-adj   lower     upper    reject
--------------------------------------------------------
 Black  Others  85.5913 0.8479 -304.4793 475.6618  False
 Black  White  383.0264 0.0428    9.7905 756.2623   True
 Others White  297.4352  0.026   28.6863  566.184   True
--------------------------------------------------------
```

从调整后的 P 值（第 4 列）可以看出，黑人和白人以及其他人种和白人之间新生儿体重的差异具有统计学意义，而黑人和其他人种之间新生儿体重的差异没有统计学意义。成对比较的结果也可以用图形展示，如图 7-1 所示。

```
>>> tukey.plot_simultaneous()
```

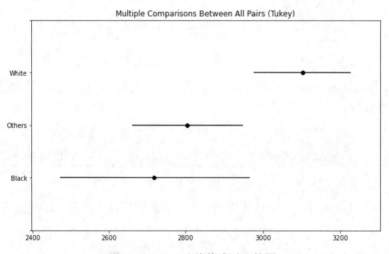

图 7-1   Tukey 法均值成对比较图

使用 Statsmodels 库的子模块 multicomp 还可以选择其他方法进行组间的两两比较，比如 Bonferroni 法、Holm 法等，这些方法的核心问题都是如何控制总的犯一类错误的概率。读者可以自己探索。

7.3.5　组间差异的非参数检验

如果数据无法满足 t 检验或者方差分析的假设，例如变量呈明显的偏态分布，或者组间不具有方差齐性，我们可以采用非参数方法。对于两组独立样本，可以使用 Wilcoxon 符号秩检验来评估观测值是不是从相同的分布抽得的。

```
>>> stats.ranksums(x, y)
RanksumsResult(statistic=2.7092796190459465, pvalue=0.006742948484365159)
```

与之前的 t 检验的结果相同，同样拒绝了吸烟组和非吸烟组新生儿体重相同的假设（$P <$ 0.01）。

Wilcoxon 符号秩检验可以看作非独立样本 t 检验的一种非参数替代方法。例如，对于 7.2 节中由两种检测方法得到的配对数据 t1 和 t2，如果运用非参数方法，可以输入：

```
>>> stats.wilcoxon(t1 - t2)
WilcoxonResult(statistic=0.0, pvalue=0.001953125)
```

对于多于两组间比较的情况，如果无法满足方差分析的假设条件，也需要借助非参数方法。如果各组之间相互独立，可以使用 Kruskal-Wallis 检验：

```
>>> stats.kruskal(a, b, c)
KruskalResult(statistic=8.51987975902028, pvalue=0.01412315147542566)
```

结果显示，在 0.05 的显著性水平下拒绝零假设，即认为不同种族之间新生儿体重的差异有统计学意义（$P = 0.014$）。这个 P 值比用方差分析得到的 P 值更大，这也验证了对于同样的数据，非参数检验的结论相比参数检验更为保守。

7.3.6　连续型变量之间的相关性

1. 相关系数

相关系数常用于描述两个连续型变量之间的关系，其符号表明关系的方向，其值反映了关系的强弱程度。Pearson 积矩相关系数衡量了两个连续型变量之间的线性相关程度，一般要求两个变量都服从正态分布。Spearman 相关系数和 Kendall's tau 相关系数都是非参数的等级相关度量，它们对数据的分布没有特定的要求。函数 stats.pearsonr、stats.spearmanr、stats.kendalltau 分别可以用来计算上述 3 种相关系数：

```
>>> (r, p_pearson) = stats.pearsonr(birthwt.lwt, birthwt.bwt)
>>> (r, p_pearson)
(0.18573328444909917, 0.010504176115208836)
>>> (rho, p_spearman) = stats.spearmanr(birthwt.lwt, birthwt.bwt)
>>> (rho, p_spearman)
```

```
(0.24888823585898737, 0.00055345729999439957)
>>> (tau, p_kendall) = stats.kendalltau(birthwt.lwt, birthwt.bwt)
>>> (tau, p_kendall)
(0.16969573323835016, 0.00062362188033577)
```

上述 3 个函数的输出都是包含两个元素的元组，其中第一个元素是相关系数值，第二个元素是对相关系数进行显著性检验的 P 值。结果表明，虽然 3 种相关系数的值都比较小，但是变量 lwt 与 bwt 之间的正相关关系是显著的（$P < 0.05$）。

2. 协方差矩阵和相关系数矩阵

对于多个连续型变量，可以计算协方差矩阵和相关系数矩阵：

```
>>> cont_vars.cov()        # 计算协方差矩阵
          age              lwt                bwt
age    28.075988        29.177305         348.976444
lwt    29.177305       935.098503        4141.651891
bwt   348.976444      4141.651891      531753.488349
>>> cont_vars.corr()       # 计算相关系数矩阵
          age        lwt         bwt
age    1.000000   0.180073    0.090318
lwt    0.180073   1.000000    0.185733
bwt    0.090318   0.185733    1.000000
```

3. 相关性的可视化

对于连续型变量，通常用散点图展示两个变量之间的关系。为了便于发现规律，我们还可以在散点图上添加拟合直线或曲线等。如果想要展示多个变量两两之间的关系，可以用散点图矩阵，它是一个很常用的探索性数据分析的工具。第 6 章介绍的 Seaborn 中的函数 sns.pairplot 可以绘制添加回归直线的散点图矩阵（如图 7-2 所示）：

```
>>> import seaborn as sns
>>> import matplotlib.pyplot as plt
>>> sns.pairplot(data = cont_vars, kind = 'reg')
>>> plt.show()
```

相关系数矩阵是多元统计分析中很多方法的基础。Seaborn 中的函数 sns.heatmap 可以将相关系数矩阵进行可视化（如图 7-3 所示）。

```
>>> cor_mat = cont_vars.corr()    # 计算相关系数矩阵
>>> sns.heatmap(cor_mat, annot = True,  square = True, cmap = "Reds")
>>> plt.show()
```

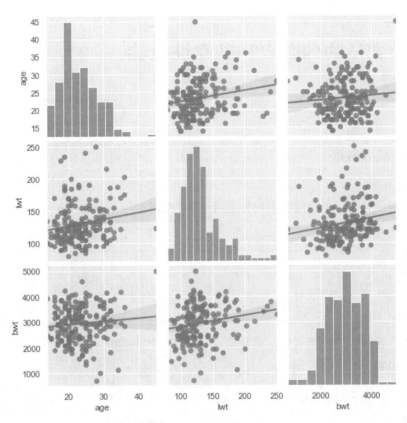

图 7-2　添加回归直线的散点图矩阵

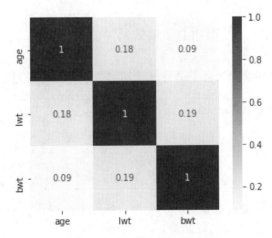

图 7-3　相关系数矩阵可视化图

在图 7-3 中，单元格的颜色越深表示变量间的相关程度越高。参数"cmap"设为 Reds，表示用红色的深浅表示数值的高低。参数"annot"设为 True，表示在热图中保留相应的数值。

7.4 分类变量的列联表和独立性检验

本节将关注分类变量的频数表、列联表，以及相应的独立性检验。仍以 7.3 节中的数据集 birthwt 为例。

7.4.1 生成频数表

1. 一维频数表

一维频数表是只按一个变量的不同分类统计频数的表。函数 pd.value_counts 可用于生成简单的一维频数表。例如：

```
>>> pd.value_counts(birthwt.low)
No    130
Yes    59
Name: low, dtype: int64
```

上面的频数表展示的是绝对数。通常来说，人们更感兴趣的是相对数或者百分比。只需将函数中参数 "normalize" 设为 True：

```
>>> pd.value_counts(birthwt.low, normalize = True)
No    0.687831
Yes   0.312169
Name: low, dtype: float64
```

结果表明，有近三分之一的新生儿体重偏低。

2. 二维列联表

二维列联表是按两个变量交叉分类进行统计的频数表，可以通过函数 pd.crosstab 创建。

```
>>> pd.crosstab(birthwt.smoke, birthwt.low)
low    No  Yes
smoke
No     86   29
Yes    44   30
```

因为变量 smoke 和变量 low 都是二分类变量，所以上面得到了一个四格表。我们可以通过把参数 "margins" 设为 True 生成边际频数。

```
>>> pd.crosstab(birthwt.smoke, birthwt.low, margins = True)
low    No  Yes  All
smoke
```

```
No      86    29   115
Yes     44    30    74
All    130    59   189
```

通过设置参数"normalize"为 True，还可以将上面的绝对数转成相对数，即生成频率表：

```
>>> pd.crosstab(birthwt.smoke, birthwt.low, normalize = True)
low         No       Yes
smoke
No     0.455026  0.153439
Yes    0.232804  0.158730
```

上面得到的频率是每个单元格占总数的比例。如果想按行或按列求比例，可以将参数"normalize"设为 0 或 1。

```
>>> pd.crosstab(birthwt.smoke, birthwt.low, normalize = 0)     # 按行求比例
low         No       Yes
smoke
No     0.747826  0.252174
Yes    0.594595  0.405405
>>> pd.crosstab(birthwt.smoke, birthwt.low, normalize = 1)     # 按列求比例
low         No       Yes
smoke
No     0.661538  0.491525
Yes    0.338462  0.508475
```

3. 多维列联表

多维列联表在实际的数据分析中较少用到，上面针对二维列联表的函数 pd.crosstab 可以推广到多维列联表中。

```
>>> pd.crosstab([birthwt.smoke, birthwt.race], birthwt.low)
low            No   Yes
smoke race
No    Black    11    5
      Others   35   20
      White    40    4
Yes   Black     4    6
      Others    7    5
      White    33   19
```

类似地，通过设置参数"normalize"为 0 或 1，可以生成频率表。例如，按行计算比例：

```
>> mytable = pd.crosstab([birthwt.smoke, birthwt.race],
...                      birthwt.low,
```

```
...                        normalize = 0)
>> mytable
low                   No        Yes
smoke race
No    Black     0.058201   0.026455
      Others    0.185185   0.105820
      White     0.211640   0.021164
Yes   Black     0.021164   0.031746
      Others    0.037037   0.026455
      White     0.174603   0.100529
```

当表中的数字很多时，很难分辨哪些类别的比例较高，哪些类别的比例较低。此时，我们可以用热图将频率表进行直观展示（如图 7-4 所示）：

```
>> sns.heatmap(mytable, cmap = 'Blues', annot = True)
>> plt.show()
```

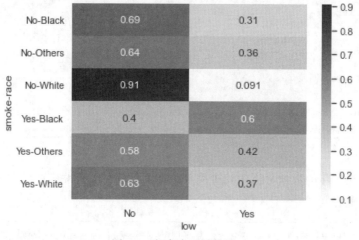

图 7-4　频率表可视化图

从图 7-4 中可以很清楚地看到，不吸烟的白人孕妇分娩低体重儿的比例最低，而吸烟的黑人孕妇分娩低体重儿的比例最高。

7.4.2　独立性检验

列联表可以用于展示分类变量各个组合下的频数或比例。我们通常还会对这些分类变量之间是否相关感兴趣。此时，就需要对列联表进行独立性检验了。

1. χ^2 独立性检验

对于一般的列联表，可以使用函数 stats.chi2_contingency 进行 χ^2 检验。例如，要想知道母亲吸烟情况和新生儿低体重之间的关系是否独立，可以使用下面的命令：

```
>>> mytable = pd.crosstab(birthwt.smoke, birthwt.low)
>>> (chi2, p, df, expected) = stats.chi2_contingency(mytable)
>>> p
0.03957696932523243
```

函数 stats.chi2_contingency 的输出是一个元组，其中的元素依次包括 χ^2 值、P 值、自由度和期望频数表。在该函数中，参数 "correction" 用于设置是否进行连续性校正，默认为 True。对于大样本，且频数表中每个单元格的期望频数都比较大（一般要求大于 5），可以不进行连续性校正。为此，查看期望频数表：

```
>>> expected
array([[79.1005291, 35.8994709],
       [50.8994709, 23.1005291]])
```

每个单元格的期望频数都比较大，所以可以尝试将参数 "correction" 设为 False：

```
>>> (chi2, p, df, expected) = stats.chi2_contingency(mytable,
...                                         correction = False)
>>> p
0.026490642530502487
```

从上面的输出中可以看到，不论是否进行连续性校正，母亲吸烟情况与新生儿低体重都存在显著的关联（$P < 0.05$）。

2. Fisher 精确概率检验与优势比

如果观察总例数 n 小于 40，或者频数表里的某个期望频数很小（小于 1），则需要使用 Fisher 精确概率检验。函数 stats.fisher_exact 可用于执行该检验。函数的输出也是一个元组，其中的元素包括优势比和 P 值。

```
>>> (odds_ratio, p_value) = stats.fisher_exact(mytable)
>>> odds_ratio
2.0219435736677114
>>> p_value
0.03617649869118672
```

在流行病学中，优势比（odd ratio, OR）通常是指暴露组中病例与非病例人数的比值除以非暴露组中病例与非病例人数的比值，因此也称之为比值比。设患病人数的比例为 P，则 $P/(1-P)$ 称为患病的优势（odd），或比值。而 OR 就是暴露组的优势与非暴露组的优势之比。OR 的取值范围为 0 到无穷大。如果 OR 值大于 1，则说明该暴露因素更容易导致结果事件发生，或者说该因素是一个危险因素；如果 OR 值小于 1，则说明该暴露因素更不容易导致结果事件发生，或者说该因素是一个保护因素。在上面的结果中，OR 值为 2.02，且 P 值小于 0.05，表明母亲吸烟是新生儿低体重的危险因素。

3. 配对列联表的 χ^2 检验

医学科研实践中经常遇到配对设计的计数资料，例如两种检验方法、诊断方法结果的比较。

这种研究的特点是对每个对象分别用两种方法处理，然后统计两种处理方法的分类计数结果。对于这种数据，我们也可以将其整理成列联表的形式，但是不能用前述的 χ^2 独立性检验，需进行 Mcnemar 检验。Statsmodels 的子库中的函数 mcnemar 可以进行该检验，下面通过一个例子说明此函数的用法。

某实验室分别用乳胶凝集法和免疫荧光法对 58 名疑似系统性红斑狼疮患者血清中抗核抗体进行测定，结果见表 7-1。两种方法的检测结果有无差别？

表 7-1　两种方法的检测结果

免疫荧光法	乳胶凝集法	
	+	−
+	11	12
−	2	33

根据表 7-1 中的数据建立矩阵（二维数组），然后进行 Mcnemar 检验，代码如下：

```
>>> from statsmodels.sandbox.stats.runs import mcnemar
>>> f_obs = np.array([[11, 12],[2, 33]])
>>> f_obs
array([[11, 12],
       [ 2, 33]])
>>> (statistic, pVal) = mcnemar(f_obs, exact = False, correction = True)
>>> (statistic, pVal)
(5.785714285714286, 0.016156931261181322)
```

结果表明，两种方法的检测结果之间的差异具有统计学意义（$P = 0.016$），免疫荧光法的阳性检测率较高。在函数 mcnemar 里，参数 "exact" 和参数 "correction" 默认都为 True。参数 "exact" 用于选择使用二项分布还是 χ^2 分布计算统计量。对于配对四格表，如果样本量较小，则使用二项分布；如果样本量较大，则可以使用 χ^2 分布。此外，在样本量较大，且不一致的结果总数小于 40 时，需要进行连续性校正。在此例中，不一致的结果总数为 14，因此需要进行连续性校正。

7.5　习题

1. 导入数据集 iris，计算每个变量的常用描述性统计量，并根据变量 Species 分组计算这些统计量。

2. 数据文件 "glucose.csv" 里包含了 27 名糖尿病患者的血清总胆固醇（$x1$，mmol/L）、甘油三酯（$x2$，mmol/L）、空腹胰岛素（$x3$，µU/mL）、糖化血红蛋白（$x4$，%）和空腹血糖的测量值（y，mmol/L）。请将数据导入 Python，并探索各个变量之间的相关性。

3. 导入数据集 birthwt，建立母亲高血压患病史与新生儿低体重的列联表，并进行独立性检验。

第 8 章　线性模型与广义线性模型

在医学科研与实践中，经常需要探索一个结果变量与其他变量之间的关系。这些关系中有些是线性关系，用线性模型来描述；有些关系通过一系列数学变换后可以转化为线性关系，则用广义线性模型来描述。

线性模型包含一个连续型的结果变量（或称因变量）和一个或多个解释变量（或称自变量）。当解释变量只有一个时，模型称为简单线性回归（simple linear regression）；当解释变量多于一个时，模型称为多重线性回归（multiple linear regression）。广义线性模型（generalize linear model，GLM）是线性模型的推广，它可以处理结果变量为二分类、多分类、Poisson 分布（计数）或其他分布（如 Gamma 分布和负二项分布）的资料。本章主要介绍在实际中应用最广泛的 4 类模型：线性模型、Logistic 回归模型、Poisson 回归模型和 Cox 回归模型。

8.1　线性模型

8.1.1　简单线性回归模型

简单线性回归模型假定因变量 Y 只受一个自变量 X 影响，它们之间存在着近似的线性函数关系，模型可表示为

$$Y = \alpha + \beta X + \varepsilon$$

其中，因变量 Y 被分解为两部分：一部分是由 X 的变化所确定的 Y 线性变化的部分，用 X 的线性函数 $\alpha + \beta X$ 表示，其中 α 被称为常数项（截距项），β 被称为回归系数（斜率项）；另一部分是其他随机因素的影响部分，被看作随机误差，用 ε 表示，并假设 ε 服从均值为 0、方差为 σ^2 的正态分布。

对于上述参数，通常用最小二乘法估计得到。下面结合实例阐述模型的建立和结果解释。本节的数据集 UCR 来源于某地方病研究机构关于大骨节病患儿的年龄与其尿肌酐含量的调查研究。首先导入该数据：

```
>>> import pandas as pd
>>> UCR = pd.read_csv('UCR.csv')
```

```
>>> UCR.info()
<class 'pandas.core.frame.DataFrame'>
RangeIndex: 18 entries, 0 to 17
Data columns (total 3 columns):
 #   Column  Non-Null Count  Dtype
---  ------  --------------  -----
 0   age     18 non-null     int64
 1   ucr     18 non-null     float64
 2   group   18 non-null     int64
dtypes: float64(1), int64(2)
memory usage: 560.0 bytes
```

数据集 UCR 包含 3 个变量和 18 条记录。数据中没有缺失值，可以直接用于分析。

对于所有的数据分析来说，第一步总是探索数据。散点图是判断变量间是否存在线性关系的非常有用的工具。下面先绘制年龄和尿肌酐含量的散点图（如图 8-1 所示）：

```
>>> import matplotlib.pyplot as plt
>>> plt.scatter(UCR.age, UCR.ucr)
>>> plt.xlabel('Age in years')
>>> plt.ylabel('Urine creatinine (mmol)')
>>> plt.show()
```

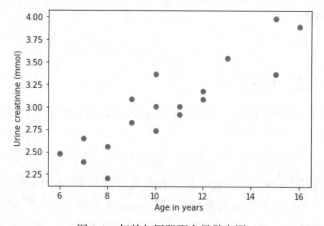

图 8-1　年龄与尿肌酐含量散点图

从图 8-1 可以看出，儿童尿肌酐含量随着年龄的增加而增加，且呈直线趋势。

接下来使用 Statsmodels 库建立线性回归模型：

```
>>> import statsmodels.formula.api as smf
>>> mod = smf.ols('ucr ~ age', data = UCR)
>>> fit = mod.fit()
```

模型对象 fit 包含很多属性，我们可以通过点操作符单独提取某个属性。表 8-1 列出了常用的属性及其描述。例如，下面的命令可以得到模型的回归系数：

```
>>> fit.params        # 回归系数
Intercept    1.454917
age          0.148685
dtype: float64
```

表 8-1　ols 回归模型拟合结果常用属性及其描述

属性	描述
params	回归系数
bse	回归系数的标准误
tvalues	回归系数的 t 检验的 t 值
pvalues	回归系数的 t 检验的 P 值
fittedvalues	模型的拟合值
resid	残差
rsquared	模型的 R^2
rsquared_adj	模型的调整后的 R^2
aic	模型的 AIC
fvalue	模型方差分析的 F 值
f_pvalue	模型方差分析的 P 值
mse_total	模型的总均方
mse_model	模型的回归均方
mse_resid	模型的残差均方
model.nobs	模型的样本量
model.df_model	回归自由度
model.df_resid	残差自由度

除了直接提取属性，我们还可以用 conf_int 方法得到系数的置信区间：

```
>>> fit.conf_int()
                 0         1
Intercept   1.015848  1.893986
age         0.108313  0.189057
```

使用 predict 方法可以得到模型的预测值：

```
>>> fit.predict()
array([3.38782391, 3.09045367, 2.79308343, 2.34702807, 2.64439831,
```

```
     2.94176855, 3.23913879, 2.49571319, 2.94176855, 2.79308343,
     3.09045367, 3.23913879, 3.68519414, 3.83387926, 2.64439831,
     2.49571319, 2.94176855, 3.68519414])
```

如果在 predict 方法中不输入自变量的值，得到的就是模型的拟合值，等价于用 fittedvalues 属性得到的结果。

实际上，调用 summary 方法可以查看模型的大部分属性：

```
>>> fit.summary()
<class 'statsmodels.iolib.summary.Summary'>
"""
                            OLS Regression Results
==============================================================================
Dep. Variable:                    ucr   R-squared:                       0.792
Model:                            OLS   Adj. R-squared:                  0.779
Method:                 Least Squares   F-statistic:                     60.95
Date:                Mon, 14 Jun 2021   Prob (F-statistic):           7.60e-07
Time:                        10:49:43   Log-Likelihood:                 2.0574
No. Observations:                  18   AIC:                           -0.1148
Df Residuals:                      16   BIC:                            1.666
Df Model:                           1
Covariance Type:            nonrobust
==============================================================================
                 coef    std err          t      P>|t|      [0.025      0.975]
------------------------------------------------------------------------------
Intercept      1.4549      0.207      7.025      0.000       1.016       1.894
age            0.1487      0.019      7.807      0.000       0.108       0.189
==============================================================================
Omnibus:                        0.003   Durbin-Watson:                   1.760
Prob(Omnibus):                  0.998   Jarque-Bera (JB):                0.193
Skew:                          -0.002   Prob(JB):                        0.908
Kurtosis:                       2.493   Cond. No.                        42.1
==============================================================================

Notes:
[1] Standard Errors assume that the covariance matrix of the errors is correctly
specified.
"""
```

上面的输出结果很多，通常我们最关注中间的部分，即模型的回归系数及其假设检验的结果。其中，常数项为 1.45，表示年龄为 0 时的尿肌酐含量，这显然没有实际意义。变量 age 的系数为 0.15，表示年龄每增长一岁，尿肌酐含量平均增加 0.15 mmol。虽然 0.15 的数值很小，但它与 0 有高度显著的差异（$P < 0.001$）。

对于线性回归模型，我们也可以使用方差分析进行检验：

```
>>> import statsmodels.stats.api as sms
>>> sms.anova_lm(fit)
          df     sum_sq    mean_sq          F      PR(>F)
age      1.0   3.194500   3.194500  60.954439  7.597353e-07
Residual 16.0  0.838528   0.052408       NaN         NaN
```

上面的方差分析表按变异的来源（在本例中只有年龄和残差两个来源）把结果变量（ucr）的自由度、平方和、平均平方和进行了分解。这里的"平方"是指变量值与均值的差值的平方。因此，尿肌酐含量（ucr）变异的总的平方和为：

```
>>> import numpy as np
>>> SST = sum((UCR.ucr - np.mean(UCR.ucr)) ** 2)
>>> SST
4.0330275879345345
```

回归平方和，即拟合值与总均值之差的平方和为：

```
>>> SSW = sum(fit.fittedvalues - np.mean(UCR.ucr)) ** 2)
>>> SSW
3.1944997251403056
```

残差平方和为：

```
>>> SSR = sum(fit.resid ** 2)
>>> SSR
0.8385278627942228
```

后两个平方和相加等于总的平方和。

决定系数就是回归平方和与总的平方和的比值：

```
>>> SSW/SST        # 等价于 fit.rsquared
0.7920847689455874
```

决定系数也可以认为是自变量解释了因变量总变异的百分比。本例中年龄解释了尿肌酐含量 79%的总变异。而调整后的决定系数（R_{adj}^2）加上了对变量个数的"惩罚"，它在多重线性回归中才有意义。其计算公式为：

$$R_{adj}^2 = 1 - (1 - R^2)\frac{n-k}{n-k-1}$$

其中，R^2 为决定系数，n 为样本量，k 为变量的个数。这里样本量为 18，变量的个数为 1，所以有：

```
>>> 1 - (1 - SSW/SST) * ((18 - 1) / (18 - 2))      # 等价于 fit.rsquared_adj
0.7790900670046866
```

回归分析和方差分析给出了相同的结论，儿童的年龄与尿肌酐含量之间有显著的线性关系。现在，我们可以在图 8-1 上添加一条回归直线了（如图 8-2 所示）：

```
>>> ax = UCR.plot(x = 'age', y = 'ucr', kind = 'scatter')
>>> from statsmodels.graphics.regressionplots import abline_plot
>>> abline_plot(model_results = fit, ax = ax)
>>> plt.xlabel('Age in years')
>>> plt.ylabel('Urine creatinine (mmol)')
>>> plt.show()
```

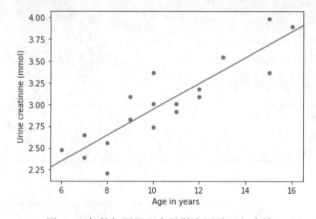

图 8-2 年龄与尿肌酐含量散点图及回归直线

8.1.2 多重线性回归模型

现实世界中事物之间的关系是错综复杂的，一个变量的变化往往与另外很多个变量的变化有关。比如人的心率与年龄、体重、肺活量等有关。在线性回归中，如果解释变量的个数多于一个，这种模型称为多重线性回归模型。

多重线性回归模型假定因变量 Y 受多个自变量 $X_1, X_2, \cdots, X_m$ 的影响，并且因变量与这些自变量之间存在线性关系，模型可表示为：

$$Y = \beta_0 + \beta_1 X_1 + \beta_2 X_2 + \cdots + \beta_m X_m + \varepsilon$$

其中，β_0 被称为常数项，$\beta_1, \beta_2, \cdots, \beta_m$ 被称为偏回归系数，随机误差 ε 服从均值为 0、方差为 σ^2 的正态分布。对于这些参数，通常由样本观测值利用最小二乘法估计得到。

在 8.1.1 节的分析中我们把所有儿童看作一个整体，并没有考虑儿童是否患病。实际上，在数据集里还有一个分类变量 group，用于区分正常儿童和大骨节病患病儿童。下面将其两个类别添加标签转为分类变量后加入模型中。

```
>>> UCR.group = UCR.group.map({0: 'Normal', 1: 'Diseased'})
>>> mod1 = smf.ols('ucr ~ age + group', data = UCR)
>>> fit = mod1.fit()
>>> fit.summary()
<class 'statsmodels.iolib.summary.Summary'>
"""
                            OLS Regression Results
==============================================================================
Dep. Variable:                    ucr   R-squared:                       0.846
Model:                            OLS   Adj. R-squared:                  0.825
Method:                 Least Squares   F-statistic:                     41.12
Date:                Mon, 14 Jun 2021   Prob (F-statistic):           8.16e-07
Time:                        11:10:09   Log-Likelihood:                 4.7442
No. Observations:                  18   AIC:                            -3.488
Df Residuals:                      15   BIC:                           -0.8173
Df Model:                           2
Covariance Type:            nonrobust
==============================================================================
                   coef    std err          t      P>|t|      [0.025      0.975]
------------------------------------------------------------------------------
Intercept        1.2164      0.212      5.743      0.000       0.765       1.668
group[T.Normal]  0.2326      0.102      2.284      0.037       0.016       0.450
age              0.1616      0.018      9.049      0.000       0.124       0.200
==============================================================================
Omnibus:                        0.984   Durbin-Watson:                   2.334
Prob(Omnibus):                  0.611   Jarque-Bera (JB):                0.740
Skew:                           0.067   Prob(JB):                        0.691
Kurtosis:                       2.016   Cond. No.                         49.9
==============================================================================

Notes:
[1] Standard Errors assume that the covariance matrix of the errors is correctly
specified.
"""
```

对于数值型变量，回归系数表示变量增加一个单位引起的因变量的平均变化。因此，age 的系数表示，儿童年龄每增长 1 岁引起尿肌酐含量平均增加 0.16 mmol（$P < 0.001$）。对于分类变量，模型会把其中一个水平当作参考组，回归系数表示当前组相对于参考组的平均变化。这里 group[T.Normal] 表示变量 group 取 Normal，即正常儿童组。因此，在相同的年龄，正常儿童的尿肌酐含量比患病儿童平均高 0.23 mmol（$P = 0.037$）。

在上面的模型里，我们假定两组儿童的年龄对尿肌酐含量具有恒定的效应。但是这个假定是否成立需要进一步验证。为此，按照变量 group 的两个类别绘制两条回归直线（如图 8-3 所示）：

```
>>> sns.lmplot(x = 'age', y = 'ucr', data = UCR,  hue = 'group')
>>> plt.xlabel('Age in years')
>>> plt.ylabel('Urine creatinine (mmol)')
>>> plt.show()
```

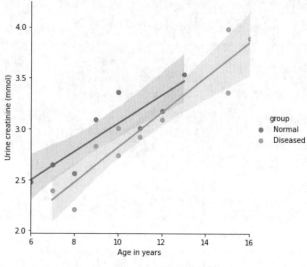

图 8-3　两组回归直线斜率的比较

图 8-3 中两条回归直线基本上是平行的，表明两组儿童的年龄对尿肌酐含量的影响几乎相同。定量地，在模型中加入 age 与 group 之间的交互项并进行统计学检验：

```
>>> mod2 = smf.ols('ucr ~ age + group + age : group', data = UCR)
>>> fit = mod2.fit()
>>> fit.summary()
<class 'statsmodels.iolib.summary.Summary'>
"""
                            OLS Regression Results
==============================================================================
Dep. Variable:                    ucr   R-squared:                       0.853
Model:                            OLS   Adj. R-squared:                  0.822
Method:                 Least Squares   F-statistic:                     27.18
Date:                Mon, 14 Jun 2021   Prob (F-statistic):           4.26e-06
Time:                        11:16:15   Log-Likelihood:                 5.2058
No. Observations:                  18   AIC:                            -2.412
Df Residuals:                      14   BIC:                             1.150
Df Model:                           3
Covariance Type:            nonrobust
==============================================================================
```

```
                    coef     std err        t      P>|t|      [0.025    0.975]
-----------------------------------------------------------------------------
Intercept          1.0957     0.256       4.284    0.001      0.547     1.644
group[T.Normal]    0.5659     0.402       1.409    0.181     -0.296     1.428
age                0.1722     0.022       7.868    0.000      0.125     0.219
age:group[T.Normal] -0.0331   0.039      -0.858    0.405     -0.116     0.050
=============================================================================
Omnibus:                      0.848    Durbin-Watson:              2.341
Prob(Omnibus):                0.654    Jarque-Bera (JB):           0.691
Skew:                         0.040    Prob(JB):                   0.708
Kurtosis:                     2.044    Cond. No.                   108.
=============================================================================

Notes:
[1] Standard Errors assume that the covariance matrix of the errors is correctly
specified.
"""
```

在模型的公式里，"age + group + age:group"可以简写为"age*group"。交互作用项"age:group"的系数没有统计学意义（$P = 0.405$），即可以认为图 8-3 中两条直线斜率的细微差异是偶然因素所导致的。所以，在最终的模型中可以去除这个交互项。

8.2　Logistic 回归

8.2.1　Logistic 回归模型

在医学研究中，结果变量经常是二元的或二分类的。例如，无病与有病、无效与有效、生存与死亡等。为了便于计算，结果通常用 0 和 1 表示。对于这类资料，其代表性指标是结果变量中某种结果所占的比例。例如，患病率是总体中患某种疾病的比例；病死率是患病人群中死亡的比例。这些比例可以作为概率的估计值。

概率虽然易于理解，但是在建立模型时不如用优势方便。优势的对数值 log(odds)通常被称为 "logit"，其对应的值域为全体实数。对于二分类结果变量，logit 可以用线性表达式表示，建立的模型称为 Logistic 回归模型。其一般形式可表示为：

$$\text{logit}(P) = \log\left(\frac{P}{1-P}\right) = \beta_0 + \beta_1 X_1 + \beta_2 X_2 + \cdots + \beta_m X_m$$

其中，β_0 为常数项（截距），$\beta_1, \beta_2, \cdots, \beta_m$ 分别是自变量 $X_1, X_2, \cdots, X_m$ 的回归系数。自变量可以是年龄、性别或其他预测变量。在这些自变量（或称预测变量）中，一个或几个变量是研究的目标变量，其余变量代表潜在的混杂因素，有时称为协变量。

由上面模型的表达式可以得到：

$$P = \frac{\exp(\beta_0 + \beta_1 X_1 + \beta_2 X_2 + \cdots + \beta_m X_m)}{1 + \exp(\beta_0 + \beta_1 X_1 + \beta_2 X_2 + \cdots + \beta_m X_m)}$$

或者

$$P = \frac{1}{1 + \exp[-(\beta_0 + \beta_1 X_1 + \beta_2 X_2 + \cdots + \beta_m X_m)]}$$

因此，Logistic 回归常用于估计给定暴露水平时结果事件发生的概率。例如，我们可以用它来预测在给定年龄、性别和行为方式等情形下某人患病的概率。

8.2.2　Logistic 回归实例

在第 7 章我们对数据集 birthwt 做了探索和单因素分析。下面以该数据集为例建立 Logistic 回归模型。首先导入数据集 birthwt，并把其中的变量 race、smoke、ht、ui 添加类别标签后转换为分类变量：

```
>>> import pandas as pd
>>> birthwt = pd.read_csv('birthwt.csv')
>>> birthwt.race = birthwt.race.map({1: 'White', 2: 'Black', 3: 'Others'})
>>> birthwt.race = pd.Categorical(birthwt.race,
...                               categories =['White', 'Black','Others'])
>>> birthwt.smoke = birthwt.smoke.map({0: 'No', 1: 'Yes'}).astype('category')
>>> birthwt.ht = birthwt.ht.map({0: 'No', 1: 'Yes'}).astype('category')
>>> birthwt.ui = birthwt.ui.map({0: 'No', 1: 'Yes'}).astype('category')
```

在上面的命令里，我们通过函数 pd.Categorical 里的参数 "categories" 将变量 race 的 3 个类别进行了排序。把 "White" 放在第一个类别的目的是希望在建模时将其作为参考组。数据集里另外还有两个离散型数值变量，其中变量 ptl 表示先前早产次数，变量 ftv 表示怀孕初期（前 3 个月）探访医生的次数。先查看这两个变量的频数分布：

```
>>> pd.value_counts(birthwt.ptl)
0    159
1     24
2      5
3      1
Name: ptl, dtype: int64
>>> pd.value_counts(birthwt.ftv)
0    100
1     47
2     30
3      7
```

```
4       4
6       1
Name: ftv, dtype: int64
```

结果显示，绝大部分孕妇没有早产史，早产次数超过一次的孕妇很少。所以有必要把变量 ptl 转成一个二分类的变量。根据变量 ftv 的频数分布，也有必要将探访医生超过一次的合并成一类，将变量 ftv 转成一个包含 3 个水平的变量。

```
>>> birthwt.ptl = pd.cut(birthwt.ptl, [0, 1, 4],
...                      right = False,
...                      labels = ['0', '1+'])
>>> birthwt.ftv = pd.cut(birthwt.ftv, [0, 1, 2, 7],
...                      right = False,
...                      labels = ['0', '1', '2+'])
```

实际上，数据集里的变量 low 是由变量 bwt（新生儿的确切体重）生成的。这里将它作为结果变量（取 0 和 1），建立 Logistic 回归模型探索新生儿低体重的影响因素。在 Statsmodels 库中，函数 logit 用于拟合 Logistic 回归模型。

```
>>> import statsmodels.formula.api as smf
>>> f1 = 'low ~ age + lwt + race + smoke + ptl + ht + ui + ftv'
>>> model = smf.logit(f1, data = birthwt)
>>> glm1 = model.fit()
```

类似于线性模型，使用 summary 方法可以提取广义线性模型的结果汇总。

```
>>> glm1.summary()
<class 'statsmodels.iolib.summary.Summary'>
"""
                          Logit Regression Results
==============================================================================
Dep. Variable:                    low   No. Observations:                  189
Model:                          Logit   Df Residuals:                      178
Method:                           MLE   Df Model:                           10
Date:                Mon, 14 Jun 2021   Pseudo R-squ.:                  0.1670
Time:                        15:41:55   Log-Likelihood:                -97.738
converged:                       True   LL-Null:                       -117.34
Covariance Type:            nonrobust   LLR p-value:                 2.345e-05
==============================================================================
                   coef    std err          z      P>|z|      [0.025      0.975]
------------------------------------------------------------------------------
Intercept        0.8230      1.245      0.661      0.508      -1.617       3.263
race[T.Black]    1.1924      0.536      2.225      0.026       0.142       2.243
```

race[T.Others]	0.7407	0.462	1.604	0.109	-0.164	1.646
smoke[T.Yes]	0.7555	0.425	1.778	0.075	-0.078	1.589
ptl[T.1+]	1.3438	0.481	2.796	0.005	0.402	2.286
ht[T.Yes]	1.9132	0.721	2.654	0.008	0.501	3.326
ui[T.Yes]	0.6802	0.464	1.465	0.143	-0.230	1.590
ftv[T.1]	-0.4364	0.479	-0.910	0.363	-1.376	0.503
ftv[T.2+]	0.1790	0.456	0.392	0.695	-0.715	1.074
age	-0.0372	0.039	-0.962	0.336	-0.113	0.039
lwt	-0.0157	0.007	-2.211	0.027	-0.030	-0.002

```
==================================================================
"""
```

在上面的结果中，通常我们最关注的是回归系数的估计和显著性检验的结果。对于回归系数的意义，我们将在模型选择后进行解释。

与多重线性回归模型类似，当自变量的个数较多时，为了使建立的 Logistic 回归模型比较稳定和便于解释，应尽量将回归效果显著的自变量选入模型中，将作用不显著的自变量排除在外。对于广义线性模型，通常用 AIC 值度量模型拟合的好坏。一般来说，在其他条件不变的情况下，AIC 值越小的模型拟合得越好。下面建立多个模型，并比较它们的 AIC 值。

```
>>> f2 = 'low ~ age + lwt + race + smoke + ptl + ht + ui'
>>> f3 = 'low ~ lwt + race + smoke + ptl + ht + ui'
>>> f4 = 'low ~ lwt + race + smoke + ptl + ht'
>>> glm2 = smf.logit(f2, data = birthwt).fit()
>>> glm3 = smf.logit(f3, data = birthwt).fit()
>>> glm4 = smf.logit(f4, data = birthwt).fit()
```

模型 glm2 是在模型 glm1 的基础上剔除了变量 ftv，模型 glm3 是在模型 glm2 的基础上剔除了变量 age，模型 glm4 是在模型 glm3 的基础上又剔除了变量 ui。提取各个模型的 AIC 进行比较：

```
>>> pd.Series({'glm1': glm1.aic, 'glm2': glm2.aic,
...            'glm3': glm3.aic, 'glm4': glm4.aic})
glm1   217.475518
glm2   214.833704
glm3   213.851570
glm4   214.482253
dtype: float64
```

模型 glm3 的 AIC 值最小，可以选为最优模型。查看该模型的回归系数：

```
>>> glm3.params
Intercept      -0.125326
race[T.Black]   1.300856
```

```
race[T.Others]        0.854414
smoke[T.Yes]          0.866582
ptl[T.1+]             1.128857
ht[T.Yes]             1.866895
ui[T.Yes]             0.750649
lwt                  -0.015918
dtype: float64
```

在 Logistic 回归中，模型拟合的是响应变量 $Y=1$ 时的优势的对数 log(odds)，即 logit。回归系数的含义是当其他变量保持不变时，预测变量一个单位的变化可引起的响应变量 logit 的变化，即

$$\Delta logit = \log odds_2 - \log odds_1$$

由对数函数的运算性质可知

$$\Delta logit = \log \frac{odds_2}{odds_1} = \log OR$$

上式中的 OR 即优势比。因此，为了便于解释，需要把结果指数化，转换成优势比：

```
>>> odds_ratios = np.exp(glm3.params)
>>> odds_ratios
Intercept             0.882209
race[T.Black]         3.672438
race[T.Others]        2.349997
smoke[T.Yes]          2.378766
ptl[T.1+]             3.092119
ht[T.Yes]             6.468183
ui[T.Yes]             2.118374
lwt                   0.984208
dtype: float64
```

结果表明，黑人孕妇分娩低体重儿的优势是白人孕妇的 3.67 倍，其他种族孕妇分娩低体重儿的优势是白人孕妇的 2.35 倍。类似地，吸烟、有早产史、患高血压和子宫应激症的孕妇分娩低体重儿的优势都将增加。母亲怀孕前的体重（lwt）每多一磅，新生儿低体重的优势将乘以 0.98（保持其他变量不变）。对于连续型变量，一个单位的变化可能并不好解释。如果 lwt 增加 10 磅，优势将乘以 0.98^{10}，即 0.817。

如果想得到回归系数的置信区间，可以使用 conf_int 方法：

```
>>> glm3.conf_int()
                       0           1
Intercept       -2.021733    1.771081
race[T.Black]    0.265036    2.336675
```

```
race[T.Others]  -0.009757   1.718586
smoke[T.Yes]     0.073828   1.659336
ptl[T.1+]        0.246109   2.011604
ht[T.Yes]        0.480459   3.253331
ui[T.Yes]       -0.148616   1.649914
lwt             -0.029548  -0.002289
```

把上面系数的置信区间指数化，就得到优势比的置信区间：

```
>>> np.exp(glm3.conf_int())
                      0          1
Intercept      0.132426   5.877204
race[T.Black]  1.303478  10.346778
race[T.Others] 0.990290   5.576635
smoke[T.Yes]   1.076622   5.255818
ptl[T.1+]      1.279039   7.475298
ht[T.Yes]      1.616817  25.876395
ui[T.Yes]      0.861900   5.206531
lwt            0.970884   0.997714
```

用 Statsmodels 库拟合 Logistic 回归模型还可以使用更通用的 smf.glm 函数，只需在函数里指定需要拟合的模型的分布。例如，上面的模型 glm3 也可以使用下面的命令得到：

```
>>> import statsmodels.api as sm
>>> glm3 = smf.glm(f3, data = birthwt, family = sm.families.Binomial()).fit()
```

函数 smf.glm 可以拟合各种类型的广义线性模型，其中的参数“family”用于指定分布族和连接函数。对于 Logistic 回归，使用二项分布族，连接函数为“logit”（默认，可以省略）。表 8-2 列出了 Statsmodels 库中常用的广义线性模型分布族。

表 8-2　Statsmodels 库中常用的广义线性模型分布族

名称	分布族
Binomial	二项分布
Poisson	泊松分布
NegativeBinomial	负二项分布
Gaussian	高斯分布
InverseGaussian	逆高斯分布
Tweedie	Tweedie

要查看分布族的连接函数，可以借助其帮助文档。例如，查看二项分布族的连接函数，可以输入下面的命令后找到参数“link”的说明文档：

```
>>> help(sm.families.Binomial)
```

8.3 Poisson 回归

8.3.1 Poisson 回归模型

在医学研究中经常遇到计数资料（count data），例如某罕见病在某个时间段的发病数、某病患者在一年内的住院次数、1 升空气中粉尘粒子数等。这种计数资料中事件发生数的多少与观察的单位有关，即观察多长时间、多大面积或体积等。因此，通常以密度而不是以概率作为测度。密度可以看作很小一个单位内某事件发生的频数，或叫发生率。对于上述罕见事件的发生，如果事件之间彼此相互独立，观察样本量较大时，具有平均计数等于方差的特点，则可以用 Poisson 分布来描述事件发生的次数。Poisson 回归（Poisson regression）常用于单位时间、单位面积或单位空间内某事件发生次数的影响因素的分析和预测。

Poisson 回归处理结果变量为计数的资料，自变量与线性回归和 Logistic 回归中的类似。Poisson 回归常用于分析成组队列数据，探索所关注的具有相同特征的对象所贡献的人时下的发病密度。Poisson 回归有两个主要假设：首先，具有相同特征（如性别、年龄组）和相同时期的对象所贡献人时的风险是同质的；其次，当样本量越来越大时，频数的均值趋近于方差。线性回归模型（要求方差齐性，残差服从正态分布）对计数数据不适合。有 4 个方面的原因：模型可能导致预测的频数为负数；响应变量的方差可能随均值的增加而增加；残差不服从正态分布；零计数在转换中很难处理。在 Logistic 回归中，不同的对象可能有不同的暴露人时。在分析危险因素时不考虑人时的不同是不恰当的，而 Poisson 回归能计算各组之间的发病密度比，即流行病学中的相对危险度。

设结果变量 Y 服从参数为 λ 的 Poisson 分布，影响 λ 取值的 m 个因素为 $X_1, X_2, \cdots, X_m$，则 Poisson 回归模型可以表示为：

$$\ln(\lambda) = \beta_0 + \beta_1 X_1 + \beta_2 X_2 + \cdots + \beta_m X_m$$

或者

$$\lambda = \exp(\beta_0 + \beta_1 X_1 + \beta_2 X_2 + \cdots + \beta_m X_m)$$

其中，回归系数 β_i 表示在保持其他自变量不变时，变量 X_i 每改变一个单位，平均事件数的对数的改变量。为了使结果更容易解释，通常把回归系数指数化，转换为发病密度比（Incidence Density Ratio，IDR），即 $\mathrm{IDR} = \exp(\beta_i)$，$i = 1, 2, \cdots, m$。

8.3.2 Poisson 回归实例

数据集 breslow 记录了 59 例患者治疗初期的 8 周内，抗癫痫药物对癫痫发病次数的影响，因变量 Ysum 为干预后 8 周内癫痫发病的总次数，自变量包括 Trt（治疗方式）、Age（年龄）和 Base（治疗前 8 周的癫痫发病次数）。下面以该数据集为例建立 Poisson 回归模型。首先导入数据集：

```
>>> breslow = pd.read_csv('breslow.csv')
>>> breslow.info()
<class 'pandas.core.frame.DataFrame'>
RangeIndex: 59 entries, 0 to 58
Data columns (total 4 columns):
 #   Column  Non-Null Count  Dtype
---  ------  --------------  -----
 0   Base    59 non-null     int64
 1   Age     59 non-null     int64
 2   Trt     59 non-null     object
 3   Ysum    59 non-null     int64
dtypes: int64(3), object(1)
memory usage: 2.0+ KB
```

接下来，拟合 Poisson 回归模型：

```
>>> res = smf.poisson('Ysum ~ Base + Age + Trt', data = breslow).fit()
>>> res.summary()
<class 'statsmodels.iolib.summary.Summary'>
"""
                          Poisson Regression Results
==============================================================================
Dep. Variable:                   Ysum   No. Observations:                   59
Model:                        Poisson   Df Residuals:                       55
Method:                           MLE   Df Model:                            3
Date:                Mon, 14 Jun 2021   Pseudo R-squ.:                  0.6497
Time:                        16:07:20   Log-Likelihood:                -421.35
converged:                       True   LL-Null:                       -1203.0
Covariance Type:            nonrobust   LLR p-value:                     0.000
====================================================================================
                      coef    std err          z      P>|z|      [0.025      0.975]
------------------------------------------------------------------------------------
Intercept           1.9488      0.136     14.370      0.000       1.683       2.215
Trt[T.progabide]   -0.1527      0.048     -3.194      0.001      -0.246      -0.059
Base                0.0227      0.001     44.476      0.000       0.022       0.024
Age                 0.0227      0.004      5.651      0.000       0.015       0.031
====================================================================================
"""
```

结果表明，3 个预测变量都有统计学意义（$P < 0.01$）。在 Poisson 回归模型中，等式左边是结果变量的条件均值的对数 $\ln(\lambda)$。常数项是当预测变量全为 0 时平均发病次数的对数。由于这里年龄不可能为 0，且研究对象的基础发病次数均不为 0，因此常数项在这里没有实际意义。以变量 Age 为例，其回归系数表明在保持其他变量不变时，年龄每增加一岁，癫痫发病次数的对数平均增加 0.022 7。为了更好地解释结果，将回归系数指数化：

```
>>> np.exp(res.params)
Intercept          7.020440
Trt[T.progabide]   0.858386
Base               1.022910
Age                1.023001
dtype: float64
```

与 Logistic 回归中的指数化系数类似，Poisson 回归的指数化系数对响应变量的影响是成倍增加的，而不是线性增加的。在保持其他变量不变时，基础发病次数每增加一次，癫痫发病次数将乘以 1.022 9；年龄每增加一岁，癫痫发病次数将乘以 1.023；一单位的 Trt 变化（从安慰剂组到治疗组），癫痫平均发病次数将乘以 0.858，也就是说，在基础发病次数和年龄不变时，用药组相对于安慰剂组癫痫发病次数降低了近 15%。相对危险度的 95% 置信区间可通过下面的命令得到：

```
>>> np.exp(res.conf_int())
                         0          1
Intercept          5.381770   9.158061
Trt[T.progabide]   0.781612   0.942702
Base               1.021890   1.023932
Age                1.014964   1.031101
```

8.4　生存分析与 Cox 回归

8.4.1　生存分析简介

在生物和医药研究中，经常遇到生存数据的分析。在队列研究中，随访从研究起点直到研究终点为止，或直到结局事件出现为止，无论哪一个先发生，随访都结束。不发生结局事件所持续的时间是一个重要的结果。对于结局事件在研究结束前发生的研究对象，总的随访时间是知道的。对于随访结束没有发生结局事件的研究对象，最后的状态称为"删失"（censoring）。例如在癌症治疗的试验中，有些患者失去了联系，或者他们的生存时间长于试验的研究期，这时我们无法获得这部分患者真正的生存时间。这种删失叫右删失（right censoring），在生存分析中是最多见的。此外还有左删失（left censoring，生存时间小于某一时点），区间删失（interval censoring，生存时间在某一段时间之内）。如果在分析中忽略删失数据，将很可能得到偏倚的结果。

生存分析（survival analysis）是研究生存时间和结局的分布及其影响因素的统计方法。在生存分析中，每个研究对象的结局变量由 "time"（时间）和 "event"（事件）组成。若用数字表示，结局事件发生为 1，否则为 0。生存函数（survival function）$S(t)$ 用于刻画某个时刻 t 研究对象存活的概率，风险函数（hazard function）$h(t)$ 用于度量在某个时刻 t 还存活的个体在极短的时间内死亡的风险。如果记寿命分布的密度为 $f(t)$，则 $h(t) = f(t)/S(t)$。

本节将使用 R 语言 survival 包里的数据集 ovarian 进行生存分析。该数据集来自一项比较卵巢癌患者在两种治疗方式下的生存率的随机对照试验。

```
>>> ovarian = pd.read_csv('ovarian.csv')
>>> ovarian
    futime  fustat      age  resid_ds  rx  ecog_ps
0       59       1  72.3315         2   1        1
1      115       1  74.4932         2   1        1
2      156       1  66.4658         2   1        2
3      421       0  53.3644         2   2        1
4      431       1  50.3397         2   1        1
5      448       0  56.4301         1   1        2
6      464       1  56.9370         2   2        2
7      475       1  59.8548         2   2        2
8      477       0  64.1753         2   1        1
9      563       1  55.1781         1   2        2
10     638       1  56.7562         1   1        2
11     744       0  50.1096         1   2        1
12     769       0  59.6301         2   2        2
13     770       0  57.0521         2   2        1
14     803       0  39.2712         1   1        1
15     855       0  43.1233         1   1        2
16    1040       0  38.8932         2   1        2
17    1106       0  44.6000         1   1        1
18    1129       0  53.9068         1   2        1
19    1206       0  44.2055         2   2        1
20    1227       0  59.5890         1   2        2
21     268       1  74.5041         2   1        2
22     329       1  43.1370         2   1        1
23     353       1  63.2192         1   2        2
24     365       1  64.4247         2   2        1
25     377       0  58.3096         1   2        1
```

数据集包含 26 个观测，6 个变量。其中，变量 futime 是随访时间；变量 fustat 是患者在研究截止时的状态：0 表示存活，1 表示死亡。其他变量包括 age（患者的年龄）、resid_ds（疾病残留情况：1 表示没有残留，2 表示有残留）、rx（治疗方式：1 表示环磷酰胺，2 表示环磷酰胺加阿霉素）和 ecog_ps（患者的 ECOG 评分：1 表示较好，2 表示较差）。下面把年龄分成了两组，并将其他 3 个变量的各个水平加上相应的标签。

```
>>> ovarian.age = pd.cut(ovarian.age, [0, 50, 75], labels = ['<=50', '>50'])
>>> ovarian.resid_ds = ovarian.resid_ds.map({1: 'No', 2: 'Yes'})
>>> ovarian.rx = ovarian.rx.map({1: 'A', 2: 'B'})
>>> ovarian.ecog_ps = ovarian.ecog_ps.map({1: 'Good', 2: 'Bad'})
```

8.4.2　生存率的 Kaplan-Meier 估计

对于生存率的估计最常用的是 Kaplan-Meier 法，其基本原理是先求出存活一定时期的对象再活过下一时期的概率（生存概率），然后根据概率的乘法定理将逐个生存概率连续相乘，从而得到从开始活到一定时间的概率（生存率），故又称为乘积极限法（product limit method）。lifelines 库提供了生存分析的一系列工具。生存率的 Kaplan-Meier 估计的计算可以调用 lifelines 库中的函数 KaplanMeierFitter 实现。

```
>>> from lifelines import KaplanMeierFitter
>>> kmf = KaplanMeierFitter()
>>> fit = kmf.fit(ovarian.futime, ovarian.fustat)
>>> fit
<lifelines.KaplanMeierFitter:"KM_estimate", fitted with 26 total observations,
14 right-censored observations>
```

拟合结果 fit 包含了很多属性，我们可以通过点操作符单独提取其中的属性。例如，查看中位生存时间：

```
>>> fit.median_survival_time_
638.0
```

中位生存时间表明，有 50% 的患者生存时间达到了 638 天。我们还可以提取寿命表和生存函数等属性。为了方便起见，下面将它们合并在一起查看：

```
>>> pd.concat([fit.event_table, fit.survival_function_], axis = 1)
       removed  observed  censored  entrance  at_risk  KM_estimate
0.0          0         0         0        26       26     1.000000
59.0         1         1         0         0       26     0.961538
115.0        1         1         0         0       25     0.923077
156.0        1         1         0         0       24     0.884615
268.0        1         1         0         0       23     0.846154
329.0        1         1         0         0       22     0.807692
353.0        1         1         0         0       21     0.769231
```

365.0	1	1	0	0	20	0.730769
377.0	1	0	1	0	19	0.730769
421.0	1	0	1	0	18	0.730769
431.0	1	1	0	0	17	0.687783
448.0	1	0	1	0	16	0.687783
464.0	1	1	0	0	15	0.641931
475.0	1	1	0	0	14	0.596078
477.0	1	0	1	0	13	0.596078
563.0	1	1	0	0	12	0.546405
638.0	1	1	0	0	11	0.496732
744.0	1	0	1	0	10	0.496732
769.0	1	0	1	0	9	0.496732
770.0	1	0	1	0	8	0.496732
803.0	1	0	1	0	7	0.496732
855.0	1	0	1	0	6	0.496732
1040.0	1	0	1	0	5	0.496732
1106.0	1	0	1	0	4	0.496732
1129.0	1	0	1	0	3	0.496732
1206.0	1	0	1	0	2	0.496732
1227.0	1	0	1	0	1	0.496732

Kaplan-Meier 法估计的生存率是一个阶梯状的函数，其阶跃点是给定的时间点。我们可以调用 plot 方法绘制生存曲线，如图 8-4 所示。

```
>>> fit.plot(show_censors = True)
>>> plt.show()
```

参数 "show_censors" 默认为 False，这里设为 True 是为删失时间添加标记。此外，图中的阴影表示生存率的置信区间，如果不想显示置信区间，只需要将参数 "ci_show" 设为 False。

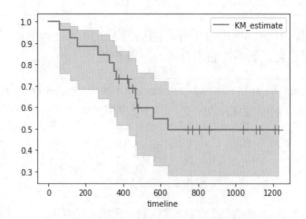

图 8-4   数据集 ovarian 的 Kaplan-Meier 图

在生存分析中，经常需要比较不同情形下的生存率。例如，要想得到不同治疗方式下生存率的估计，可以输入下面的命令：

```
>>> g1 = ovarian.rx == 'A'
>>> g2 = ovarian.rx == 'B'
>>> kmf_A = KaplanMeierFitter()
>>> kmf_A.fit(ovarian.futime[g1], ovarian.fustat[g1], label = "Treatment A")
<lifelines.KaplanMeierFitter:"Treatment A", fitted with 13 total observations,
6 right-censored observations>
>>> kmf_B = KaplanMeierFitter()
>>> kmf_B.fit(ovarian.futime[g2], ovarian.fustat[g2], label = "Treatment B")
<lifelines.KaplanMeierFitter:"Treatment B", fitted with 13 total observations,
8 right-censored observations>
```

虽然我们可以单独提取两组的生存函数进行比较，但在同一个图中显示多条生存曲线更有助于生存率的比较，如图 8-5 所示。绘图代码如下：

```
>>> fig, axes = plt.subplots()
>>> kmf_A.plot(ax = axes, show_censors = True)
>>> kmf_B.plot(ax = axes, show_censors = True)
>>> plt.show()
```

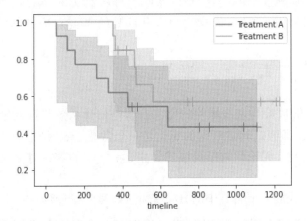

图 8-5　数据集 ovarian 不同治疗方式下的 Kaplan-Meier 图

图 8-5 表明，治疗方式 "B"（环磷酰胺加阿霉素）的生存率高于治疗方式 "A"（环磷酰胺）的生存率。但这种差异是偶然的还是由治疗方式的不同引起的，需要进行统计学检验。其中最常用的是时序检验（log rank test），其基本思想是先计算出不同时间两种治疗方式的暴露人数和死亡人数，并由此在两种治疗方式效果相同的假设下计算出期望死亡人数，如果不拒绝零假设，则实际观测值和期望值的差异不会很大，如果差异过大则不能认为是由于随机误差引起的差异。对此，用 χ^2 检验作判断。时序检验可以用 lifelines 库的函数 logrank_test 来实现。

```
>>> from lifelines.statistics import logrank_test
>>> lr = logrank_test(ovarian.futime[g1], ovarian.futime[g2],
...                     ovarian.fustat[g1], ovarian.fustat[g2])
>>> lr.p_value
0.30259111698909225
```

上述结果表明，两种治疗方式下的生存率的差异没有统计学意义（$P = 0.3$）。但是，两组中被研究的对象存在其他可能影响生存结果的因素（例如年龄、疾病残留情况、患者的 ECOG 评分等）。此时，就需要建立回归模型，把这些因素作为协变量来解释两组生存结果的差异。在平衡（调整）了这些潜在的影响因素后，两组生存时间的分布的比较才能更加准确。下面将介绍被广泛应用于生存分析的 Cox 回归模型。

8.4.3 Cox 回归

所有的参数回归模型需要对风险函数做出假设，这些模型可以对每个时间点的生存概率进行估计。而 Cox 回归没有关于风险函数的假设，它所遵循的唯一重要假设是"比例风险"。从数学上讲，风险函数 $h(t)$ 是（或依赖于）n 个独立的自变量 X 的函数，其中 X 表示向量 $X_1, X_2, \cdots, X_n$，t 表示时间。在比例风险的假定下，有

$$h(t, X) = h_0(t)\, e^{\sum \beta_i X_i}$$

其中，等式左边表示风险受时间和自变量的影响。等式右边的 $h_0(t)$ 是所有自变量 X_i 都为 0 时的基线风险函数。另外一项中 e 的指数为所有自变量 X_i 与对应的估计系数 β_i 的乘积之和。因此

$$\frac{h(t, X)}{h_0(t)} = e^{\sum \beta_i X_i}$$

上式左边是暴露于 X 的风险与基线风险的比，右边是估计系数与自变量的乘积之和的幂。这里，设 X_i 独立于时间，即假定其随时间的变化是一个常数；e^{β_i} 是由第 i 个变量的独立效应引起的风险增量，或风险比。无论何时结局事件发生，不同组的观察对象获得风险的比例都假定为常数。

在建立模型之前，我们需要将其中的分类变量进行哑变量处理：

```
>>> df_dummy = pd.get_dummies(ovarian, drop_first = True)
>>> df_dummy.head()
   futime  fustat  age_>50  resid_ds_Yes  rx_B  ecog_ps_Good
0      59       1        1             1     0             1
1     115       1        1             1     0             1
2     156       1        1             1     0             0
3     421       0        1             1     1             1
4     431       1        1             1     0             1
```

请注意，在函数 pd.get_dummies 中需要将参数"drop_first"设置为 True 以去掉各个参考类别。下面将所有协变量都包含进来，建立 Cox 回归模型。

```
>>> from lifelines import CoxPHFitter
>>> cox1 = CoxPHFitter()
>>> cox1.fit(df_dummy, duration_col = 'futime', event_col = 'fustat')
<lifelines.CoxPHFitter: fitted with 26 total observations, 14 right-censored
observations>
>>> cox1.print_summary()
<lifelines.CoxPHFitter: fitted with 26 total observations, 14 right-censored
observations>
            duration col = 'futime'
               event col = 'fustat'
      baseline estimation = breslow
   number of observations = 26
number of events observed = 12
   partial log-likelihood = -28.89
         time fit was run = 2021-06-14 08:53:50 UTC
---
                coef   exp(coef)   se(coef)   coef lower 95%   coef upper 95%
covariate
age_>50         2.20     9.04        1.11         0.03             4.37
resid_ds_Yes    1.45     4.25        0.73         0.02             2.88
rx_B           -1.38     0.25        0.64        -2.65            -0.12
ecog_ps_Good   -0.59     0.56        0.63        -1.83             0.65


                exp(coef) lower 95%   exp(coef) upper 95%    z      p    -log2(p)
covariate
age_>50            1.03                  79.10              1.99   0.05    4.42
resid_ds_Yes       1.02                  17.75              1.98   0.05    4.40
rx_B               0.07                   0.89             -2.14   0.03    4.96
ecog_ps_Good       0.16                   1.92             -0.93   0.35    1.50
---
Concordance = 0.78
Partial AIC = 65.78
log-likelihood ratio test = 12.19 on 4 df
-log2(p) of ll-ratio test = 5.97
```

结果表明，在调整了协变量的情况下，两种治疗方式下死亡风险的差异有统计学意义（$P = 0.03$）。模型的回归系数及其置信区间可以通过 plot 方法进行直观展示，如图 8-6 所示。

```
>>> cox1.plot()
```

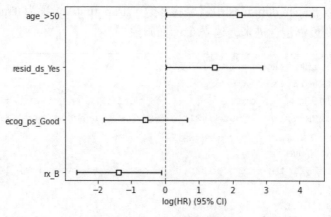

图 8-6 Cox 回归结果示意图

类似于多元线性回归，多变量的 Cox 回归也存在变量选择的问题。通常可以基于 AIC 进行变量选择。查看模型 cox1 的 AIC 值：

```
>>> cox1.AIC_partial_
65.77513405628166
```

在模型 cox1 中，变量 ecog_ps 对应的 P 值最大，下面尝试将其从模型中移除：

```
>>> cox2 = CoxPHFitter()
>>> df_dummy_subset = df_dummy.drop('ecog_ps_Good', axis = 1)
>>> cox2.fit(df_dummy_subset, duration_col = 'futime', event_col = 'fustat')
>>> cox2.AIC_partial_
64.65793573552182
```

模型 cox2 的 AIC 值更小，因此模型 cox2 优于模型 cox1。

```
>>> cox2.print_summary()
<lifelines.CoxPHFitter: fitted with 26 total observations, 14 right-censored
observations>
          duration col = 'futime'
             event col = 'fustat'
     baseline estimation = breslow
   number of observations = 26
number of events observed = 12
   partial log-likelihood = -29.33
       time fit was run = 2021-06-14 09:15:17 UTC
---
          coef     exp(coef)   se(coef)    coef lower 95%    coef upper 95%
covariate
```

```
age >50          2.11          8.29          1.09 .         -0.02          4.25
resid_ds_Yes     1.25          3.50          0.69          -0.10          2.61
rx_B            -1.28          0.28          0.62          -2.50         -0.06


                 exp(coef) lower 95%   exp(coef) upper 95%       z       p    -log2(p)
covariate
age_>50               0.98                  70.32             1.94    0.05     4.25
resid_ds_Yes          0.90                  13.58             1.81    0.07     3.83
rx_B                  0.08                   0.94            -2.06    0.04     4.67
---
Concordance = 0.77
Partial AIC = 64.66
log-likelihood ratio test = 11.31 on 3 df
-log2(p) of ll-ratio test = 6.62
```

8.5 习题

1. 第 7 章的习题 2 中我们探索了数据集 glucose 里各个变量之间的相关性，请建立线性回归模型，研究血糖和其他几项测量指标的关系。

2. 表 8-3 是一个研究吸烟、饮酒与食管癌病例关系的对照资料，请根据表中的数据建立 Logistic 回归模型。

表 8-3 吸烟、饮酒与食管癌病例关系的对照研究资料

饮酒	吸烟	病例	
		0	1
0	0	136	63
	1	57	44
1	0	107	63
	1	151	265

3. 某研究者分别用免疫疗法、药物结合免疫疗法治疗黑色素瘤患者，经随访得到各个患者的生存时间（月）。免疫疗法组：33.7+，3.8，6.3，2.3，6.4，23.8+，1.8，5.5，16.6+，33.7+，17.1+；药物结合免疫疗法组：4.3，26.9+，21.4+，18.1+，5.8，3.0，11.0+，22.1，23.0+，6.8，10.8+，2.8，9.2，15.9，4.5，9.2，8.2+，8.2+，7.8+。其中"+"表示删失数据。

（1）试采用 Kaplan-Meier 法估计两组患者的生存率，并绘制两组患者的生存曲线。

（2）对两组患者的生存率进行 log-rank 检验。

（3）建立 Cox 回归模型并解释模型的结果。

第 9 章　Scikit-learn 机器学习入门

机器学习（machine learning，ML）研究计算机怎样模拟或实现人类的学习行为，以获取新的知识或技能。Scikit-learn 是基于 Python 的机器学习工具，本章主要介绍如何使用 Scikit-learn 实现简单高效的数据挖掘、数据分析及机器学习。

9.1　机器学习简介

机器学习是一种利用数据训练出模型，然后使用模型预测的一种方法。一般来说，一个学习问题通常会考虑一系列（n 个）样本数据，然后尝试预测未知数据的属性。如果每个样本是多个属性的数据，如一个多维记录，就说它有许多"属性"，或称 feature（特征）。学习问题可以分为监督学习、无监督学习和半监督学习。

在监督学习中，数据带有一个附加属性，即我们想要预测的结果值。如果样本属于两个或多个类别，监督学习从已经标记的数据中学习如何预测未标记数据的类别，则该任务是分类。如果期望的输出由一个或多个连续变量组成，则该任务称为回归，如预测鲑鱼的长度是其年龄和体重的函数。

在无监督学习中，训练数据由没有任何相应目标值的一组输入向量 x 组成。问题的目标可以是：在数据中发现彼此类似的实例所聚成的组，称为聚类；或者，确定输入空间内的数据分布，称为密度估计；又或者将高维数据投影到低维数据空间进行主成分分析或可视化。

半监督学习是监督学习与无监督学习相结合的一种学习方法，同时使用标记数据和大量的未标记数据进行模式识别工作。

机器学习是从数据的属性中学习，并将它们应用到新数据的过程。因此，评估机器学习算法时，我们通常把数据分割成训练集和测试集，从训练集中学习数据的属性、适合的模型，在测试集中测试预测的属性是否准确。

9.2　加载数据集

Scikit-learn 可以从一个或者多个数据集中学习信息，这些数据集可表示为二维阵列，也可表示为列表。列表的第一个维度代表样本，第二个维度代表特征（每一行代表一个样本，每一列代表一种特征）。如果原始数据不是（n_samples, n_features）的形状时，使用之前需要进行预处理以供 Scikit-learn 使用。

　　Scikit-learn 提供了一些标准数据集，例如用于分类的 iris 和 digits 数据集。其中 iris 数据集（鸢尾花数据集）包含 150 个样本，每个样本包含 4 个特征：萼片长度、萼片宽度、花瓣长度、花瓣宽度，详细数据可以通过 iris.DESCR 查看。

```
>>>from sklearn import datasets
>>>iris = datasets.load_iris()
>>>data = iris.data
>>>data.shape
(150, 4)
```

digits 数据集（手写数字数据集）包含 1797 个手写数字的图像，每个图像的分辨率为 8×8像素。

```
>>>digits = datasets.load_digits()
>>>digits.images.shape
(1797, 8, 8)
>>>import matplotlib.pyplot as plt
>>>plt.imshow(digits.images[-1], cmap=plt.cm.gray_r)
<matplotlib.image.AxesImage object at 0x000001DE7CB4D518>
```

为了在 Scikit 中使用这一数据集，需要将每一张 8×8 的图像转换成长度为 64 的特征向量：

```
>>>data = digits.images.reshape((digits.images.shape[0], -1))
```

　　数据集是一个类似字典的对象，它保存有关数据的所有数据和一些元数据。该数据存储在.data 成员中，它是 n_samples, n_features 数组。在监督问题的情况下，一个或多个响应变量存储在.target 成员中。如在 digits 数据集中，digits.data 使我们能够得到一些用于分类的样本特征：

```
>>> print(digits.data)
[[ 0.  0.  5. ...  0.  0.  0.]
 [ 0.  0.  0. ... 10.  0.  0.]
 [ 0.  0.  0. ... 16.  9.  0.]
 ...
 [ 0.  0.  1. ...  6.  0.  0.]
 [ 0.  0.  2. ... 12.  0.  0.]
 [ 0.  0. 10. ... 12.  1.  0.]]
```

　　digits.target 表示了数据集内每个数字的真实类别，也就是我们期望从每个手写数字图像中学得的相应的数字标记：

```
>>>digits.target
array([0, 1, 2, ..., 8, 9, 8])
```

数据是形状(n_samples, n_features)的二维数组，digits 中每个原始样本是形状为(8, 8)的图像，可以使用以下方式访问：

```
>>>digits.images[0]
array([[ 0.,  0.,  5., 13.,  9.,  1.,  0.,  0.],
   [ 0.,  0., 13., 15., 10., 15.,  5.,  0.],
   [ 0.,  3., 15.,  2.,  0., 11.,  8.,  0.],
   [ 0.,  4., 12.,  0.,  0.,  8.,  8.,  0.],
   [ 0.,  5.,  8.,  0.,  0.,  9.,  8.,  0.],
   [ 0.,  4., 11.,  0.,  1., 12.,  7.,  0.],
   [ 0.,  2., 14.,  5., 10., 12.,  0.,  0.],
   [ 0.,  0.,  6., 13., 10.,  0.,  0.,  0.]])
```

医学科研中常常需要对收集的数据进行分类，下面以数据集 breast 为例介绍如何处理数据。该数据集来自一项关于乳腺组织病变检测的研究。数据集里一共包含 64 个病人的 106 个样本，10 个变量。其中结果变量 type 是组织类型，分两大类——正常组织 [adipose tissue (adi)；connective tissue (con)；glandular tissue (gla)] 和病变组织 [carcinoma (car)；fibro-adenoma (fad)；mastopathy (mas)]，其余 9 个变量均为特征变量，具体信息见表 9-1。

表 9-1　breast 数据集变量列表及描述

变量名	描　述
type	组织类型（Pathological：病变，Normal：正常）
impedance_zero	零频率阻抗
phase_angle	在 500kHz 处的相位角
high_frequency_slope	相位角的高频斜率
impedance_distance	光谱两端之间的阻抗距离
area_under_spectrum	光谱下的面积
area_normalized	标准化的光谱下面积
max_spectrum	最大光谱
distance	零频率阻抗与实际的最大频率点之间的距离
length	光谱曲线长度

读入该数据集并查看数据信息：

```
>>> breast = pd.read_csv('breast.csv')
>>> breast
```

```
>>> print(breast.dtypes)
tissue                  object
type                    object
impedance_zero          float64
phase_angle             float64
high-frequency_slope     float64
Unnamed: 5              float64
impedance_distance       float64
area_under_spectrum      float64
area_normalized          float64
max_spectrum            float64
distance                float64
dtype: object
>>> print(breast)
     tissue   type   impedance_zero  phase_angle  ...   area_under_spectrum  area_
normalized  max_spectrum   distance
0    car   Pathological  524.79       0.19       ...   29.91      60.20      220.74    556.83
1    car   Pathological  330.00       0.23       ...   26.11      69.72      99.08     400.23
2    car   Pathological  551.88       0.23       ...   44.89      77.79      253.79    656.77
3    car   Pathological  380.00       0.24       ...   39.25      88.76      105.20    493.70
4    car   Pathological  362.83       0.20       ...   26.34      69.39      103.87    424.80
..   ...   ...                        ...        ...   ...        ...        ...       ...
101  adi   Normal        2000.00      0.11       ...   77.06      204.09     478.52    2088.65
102  adi   Normal        2600.00      0.20       ...   164.07     418.69     977.55    2664.58
103  adi   Normal        1600.00      0.07       ...   28.96      103.73     432.13    1475.37
104  adi   Normal        2300.00      0.05       ...   27.43      178.69     49.59     2480.59
105  adi   Normal        2600.00      0.07       ...   53.45      154.12     729.37    2545.42

[106 rows x 11 columns]
>>> print(breast.shape)
(106, 11)
>>> print(breast.type)#分类目标
0       Pathological
1       Pathological
2       Pathological
3       Pathological
4       Pathological
          ...
101         Normal
102         Normal
103         Normal
104         Normal
105         Normal
```

```
Name: type, Length: 106, dtype: object
>>>breast_data = pd.DataFrame(np.array(breast))
>>>breast_data = breast_data.loc[:,[2,3,4,5,6,7,8,9,10]]#特征变量
>>> print(breast_data.shape)
(106, 9)
```

9.3 学习和预测

9.3.1 无监督学习

聚类算法将样本进行分组，相似的样本被聚在一起，而不同组别之间的样本是有明显区别的，这样的分组方式就是聚类（cluster）。关于聚类，有很多不同的聚类标准和相关算法，其中最简便的算法是 K-means。对于 iris 数据集来说，我们知道所有样本有 3 种不同的类型，但是并不知道每一个样本是哪种类型，此时可以尝试聚类：

```
>>>from sklearn import cluster, datasets
>>>iris = datasets.load_iris()
>>>X_iris = iris.data
>>>y_iris = iris.target
>>>k_means = cluster.KMeans(n_clusters=3)
>>>k_means.fit(X_iris)
KMeans(n_clusters=3)
>>> print(k_means.labels_[::10])
[1 1 1 1 1 2 2 2 2 2 0 0 0 0 0]
>>> print(y_iris[::10])
[0 0 0 0 0 1 1 1 1 1 2 2 2 2 2]
```

主成分分析（PCA）将能够解释数据信息最大方差的连续成分提取出来。当用主成分分析来转换数据时，可以通过在子空间上投影来降低数据的维数。

```
>>>import numpy as np
>>>x1 = np.random.normal(size=100)
>>>x2 = np.random.normal(size=100)
>>>x3 = x1 + x2
>>>X = np.c_[x1, x2, x3]
>>>from sklearn import decomposition
>>>pca = decomposition.PCA()
>>>pca.fit(X)
PCA()
>>> print(pca.explained_variance_)
[2.46050911e+00 8.52647308e-01 1.25637208e-32]
```

从上面的输出结果可以看出，只有前两个成分是有效的，因此

```
>>>pca.n_components = 2
>>>X_reduced = pca.fit_transform(X)
>>>X_reduced.shape
(100, 2)
```

9.3.2 监督学习

支持向量机（support vector machine，SVM）是常见的监督学习算法，在很多分类问题中有很好的表现。基本思想是将向量映射到一个更高维的空间里，在这个空间里建有一个最大间隔超平面。在分开数据的超平面的两边建有两个互相平行的超平面，分隔超平面使两个平行超平面的距离最大化。假定平行超平面间的距离或差距越大，分类器的总误差越小。

在 Scikit-learn 中，支持向量机的分类器有 SVC、NuSVC 和 LinearSVC，它们能在数据集中实现多元分类。SVC 和 NuSVC 是相似的方法，接受稍许不同的参数设置并且有不同的数学方程。LinearSVC 是实现线性核函数的支持向量分类。

和其他分类器一样，SVC、NuSVC 和 LinearSVC 将两个数组作为输入：[n_samples, n_features] 大小的数组 *X* 作为训练样本，[n_samples]大小的数组 *y* 作为类别标签（字符串或者整数）。

```
>>>from sklearn import svm
>>>X = [[0, 0], [1, 1]]
>>>y = [0, 1]
>>>clf = svm.SVC(C = 1.0, cache_size=200, class_weight = None, coef0 = 0.0,
...        decision_function_shape = 'ovr', degree = 3, gamma = 'auto',
...        kernel = 'rbf', max_iter = -1, probability = False,
...        random_state = None, shrinking = True, tol = 0.001, verbose = False)
>>>clf.fit(X, y)
```

在拟合后，这个模型可以用来预测新的值：

```
>>>clf.predict([[2., 2.]])
array([1])
```

SVM 决策函数取决于训练集的一些子集，称作支持向量。这些支持向量的部分特性可以在 support_vectors_、support_ 和 n_support 找到：

```
>>>clf.support_vectors_ # 获得支持向量
array([[0., 0.],
       [1., 1.]])
>>>clf.support_ # 获得支持向量的索引
array([0, 1])
>>>clf.n_support_ # 为每一个类别获得支持向量的数量
array([1, 1])
```

决策树是一种基于实例的归纳学习方法，它能从给定的无序的训练样本中提炼出树形的分类模型。树中的每个非叶子节点记录了使用哪个特征来进行类别的判断，每个叶子节点则代表了最后判断的类别。根节点到每个叶子节点均形成一条分类的路径规则。如从一棵空树出发，不断地从决策表选取属性加入树的生长过程中，直到决策树可以满足分类要求为止。

在 Scikit-learn 中，决策树分类器（decision tree classifier）是能够在数据集上执行多分类的类。与其他分类器一样，决策树分类器的输入采用两个数组：数组 *X* 用[n_samples, n_features]的方式来存放训练样本；整数值数组 *Y* 用[n_samples]来保存训练样本的类标签。

```
>>>from sklearn import tree
>>>X = [[0, 0], [1, 1]]
>>>Y = [0, 1]
>>>clf = tree.DecisionTreeClassifier()
>>>clf = clf.fit(X, Y)
```

执行通过之后，可以使用该模型来预测样本类别：

```
>>>clf.predict([[2., 2.]])
array([1])
```

另外，也可以预测每个类的概率，这个概率是叶中相同类的训练样本的分数：

```
>>>clf.predict_proba([[2., 2.]])
array([[ 0., 1.]])
```

决策树分类器既能用于二分类（其中标签为[-1,1]），也能用于多分类（其中标签为[0,…,*k*-1]）。使用 iris 数据集，我们可以构造一个决策树，如下所示：

```
>>> from sklearn.datasets import load_iris
>>> from sklearn import tree
>>> iris = load_iris()
>>>clf = tree.DecisionTreeClassifier()
>>>clf = clf.fit(iris.data, iris.target)
```

决策树算法存在的主要问题是在新增属性选取时有很大的随机性。由于单个决策树预测结果依赖于训练样本特征选择的顺序，多个随机决策树的预测结果取平均，从而获得比单个决策树更好的泛化能力（鲁棒性）。随机森林（random forest）算法就是基于此思想提出的。在 Scikit-learn 中，与其他分类器一样，森林分类器必须拟合两个数组：保存训练样本的数组（或稀疏或稠密的）*X*，大小为[n_samples, n_features]，以及保存训练样本目标值（类标签）的数组 *Y*，大小为[n_samples]。

```
>>> from sklearn.ensemble import RandomForestClassifier
>>> X = [[0, 0], [1, 1]]
```

```
>>> Y = [0, 1]
>>>clf = RandomForestClassifier(n_estimators=10)
>>>clf = clf.fit(X, Y)
```

9.4 模型的选择与评估

机器学习是从数据的属性中学习，并将它们应用到新数据的过程。这就是为什么机器学习中评估算法的普遍实践是把数据分割成训练集（从中学习数据的属性）和测试集（测试这些属性）。学习预测函数的参数，并在相同数据集上进行测试是一种错误的做法：一个仅给出测试用例标签的模型将会获得极高的分数，但对于尚未出现过的数据它则无法预测出任何有用的信息。这种情况称为过拟合。为了避免过拟合，在进行监督学习时，通常取出部分可利用数据作为测试数据集 X_test 和 y_test。

利用 Scikit-learn 包中的 train_test_split 辅助函数可以很快地将实验数据集划分为任何训练集（training set）和测试集（test set）。

下例从 breast 数据集中采样数据集的 60%作为训练集，剩下的 40%作为测试集测试（评估）分类器：

```
>>> import numpy as np
>>> from sklearn.model_selection import train_test_split
>>> from sklearn import svm
>>>X_train, X_test, y_train, y_test = train_test_split(breast_data, breast.type,
test_size=0.4, random_state=0)
#60%数据作为训练集
>>>X_train.shape, y_train.shape
((63, 9), (63,))
#40%数据作为测试集
>>>X_test.shape, y_test.shape
((43, 9), (43,))
#训练出线性支持向量机分类器
>>>clf = svm.SVC(kernel = 'linear', C = 1).fit(X_train, y_train)
>>>clf.score(X_test, y_test)
0.813953488372093
#训练出决策树分类器：
>>> from sklearn import tree
>>>clf = tree.DecisionTreeClassifier()
>>>clf = clf.fit(X_train, y_train)
>>>clf.score(X_test, y_test)
0.8604651162790697
#训练出随机森林分类器
```

```
>>> from sklearn.ensemble import RandomForestClassifier
>>>clf = RandomForestClassifier(n_estimators = 50)
>>>clf = clf.fit(X_train, y_train)
>>>clf.score(X_test, y_test)
0.8837209302325582
```

当评价分类器的不同设置（hyperparameter，超参数）时，例如手动为 SVM 设置的 C 参数，由于是在训练集上，所以可以通过调整参数设置使分类器的性能达到了最佳状态；但是在测试集上可能会出现过拟合的情况。此时，测试集上的信息反馈足以颠覆训练好的模型，评估的指标不再有效反映出模型的泛化性能。为了解决此类问题，还应该准备另一部分被称为验证集（validation set）的数据集，模型训练完成以后在验证集上对模型进行评估。当验证集上的评估实验比较成功时，在测试集上进行最后的评估。

通过将原始数据分为 3 个数据集，大大减少了可用于模型学习的样本数量，并且得到的结果依赖于集合对（训练，验证）的随机选择。这个问题可以通过交叉验证来解决。交叉验证仍需要测试集做最后的模型评估，但不再需要验证集。最基本的方法被称为 k-折交叉验证。k-折交叉验证将训练集划分为 k 个较小的集合（其他方法会在下面描述，主要原则基本相同）。每一个 k 折都会遵循下面的过程：

- 将 k−1 份训练集子集作为 training data（训练集）训练模型；
- 将剩余的 1 份训练集子集作为验证集用于模型验证（也就是利用该数据集计算模型的性能指标，例如准确率）。

k-折交叉验证得出的性能指标是循环计算中每个值的平均值。该方法虽然计算代价很高，但是它不会浪费太多的数据（如固定任意测试集的情况一样），在处理样本数据集较少的问题时比较有优势。使用交叉验证最简单的方法是在分类器和数据集上调用 cross_val_score 辅助函数。

下面以 breast 数据集为例展示了如何通过分割数据、拟合模型和计算连续 5 次的分数（每次不同分割）来估计 linear kernel 支持向量机和随机森林的精度：

```
>>> from sklearn.model_selection import cross_val_score
#线性支持向量机
>>>clf = svm.SVC(kernel = 'linear', C = 1)
# 5-fold 交叉验证
>>> scores = cross_val_score(clf, breast_data, breast.type, cv = 5)
>>> scores
array([0.63636364, 0.76190476, 0.66666667, 0.71428571, 0.95238095])
#评分估计的平均得分和 95%置信区间
>>>print("Accuracy: %0.2f (+/- %0.2f)" % (scores.mean(), scores.std() * 2))
Accuracy: 0.75 (+/- 0.22)
#随机森林
>>>clf = RandomForestClassifier(n_estimators = 50)
# 5-fold 交叉验证
>>> scores = cross_val_score(clf, breast_data, breast.type, cv = 5)
```

```
>>> scores
array([0.5       , 0.76190476, 1.        , 0.71428571, 0.85714286])
#评分估计的平均得分和 95% 置信区间
>>>print("Accuracy: %0.2f (+/- %0.2f)" % (scores.mean(), scores.std() * 2))
Accuracy: 0.77 (+/- 0.33)
```

9.5　习题

在 digits 数据集中，任务是给出图像来预测其表示的数字。对 10 个可能类（数字 0~9）中的每一个的样本，在这些类上拟合一个分类器，以便能够预测未知的样本所属的类。将 digits 数据集用交叉验证分成训练集和测试集，比较决策树分类器、随机森林分类器、支持向量机分类器，找到最佳分类器模型。

第 10 章　TensorFlow 深度学习入门

TensorFlow 是一个基于 Python 的开源机器学习框架，它由 Google 开发，并在图形分类、音频处理、推荐系统和自然语言处理等场景下有着丰富的应用，是目前最热门的机器学习框架。本章介绍如何使用 TensorFlow 实现简单的深度学习模型。

10.1　深度学习简介

人工神经网络（artificial neural network，ANN），简称神经网络（neural network，NN）或类神经网络，是一种模仿生物神经网络的结构和功能的计算和学习模型，由大量的神经元节点相互连接构成。神经元处理单元可表示不同的对象，例如特征、字母、概念，或者一些有意义的抽象模式。网络中处理单元的类型分为 3 类：输入单元、输出单元和隐单元。输入单元接受外部世界的信号与数据；输出单元实现系统处理结果的输出；隐单元是处在输入和输出单元之间，不能由系统外部观察的单元。神经元间的连接强度由通过该连接信号的权重表示，信息的表示和处理体现在网络处理单元的连接关系中。神经元的输出由特定的输出函数，即激活函数（activation function）决定。这些神经元通过与它们相关的一组权重和偏置来学习。网络的输出则依网络的连接方式、权重值和激活函数的不同而不同。人工神经网络是这些神经元的网络，可以随机分布或排列成一个分层结构，如输入层、隐藏层和输出层。人工神经网络可以是对自然界某种算法或者函数的逼近，也可以是对一种逻辑策略的表达。

目前，由网络连接的拓扑结构、神经元的特征、学习规则等的不同产生的人工神经网络已有近 40 种，如反传网络、感知器、自组织映射、Hopfield 网络、玻尔兹曼机等。例如，根据连接的拓扑结构中有无反馈，神经网络模型可以分为前向网络和反馈网络。前向网络中各个神经元接受前一级的输入，并输出到下一级，网络中没有反馈，可以用一个有向无环图表示。这种网络实现信号从输入空间到输出空间的变换，它的信息处理能力来自简单非线性函数的多次复合，网络结构简单，易于实现。而反馈网络内神经元间有反馈，可以用一个无向的完备图表示，这种神经网络的信息处理是状态的变换，可以用动力学系统理论处理，系统的稳定性与联想记忆功能有密切关系，Hopfield 网络、玻尔兹曼机均属于这种类型。

人工神经网络的特点和优越性主要表现在以下 3 个方面。

（1）具有自学习功能。例如实现图像识别时，只要先把许多不同的图像样板和对应的应识别的结果输入人工神经网络，网络就会通过自学习功能，慢慢学会识别类似的图像。自学习功能对于预测有特别重要的意义。

（2）具有联想存储功能。用人工神经网络的反馈网络可以实现这种联想。

（3）具有高速寻找优化解的能力。寻找一个复杂问题的优化解，往往需要很大的计算量，利用一个针对某问题而设计的反馈型人工神经网络，发挥计算机的高速运算能力，可能很快找到优化解。

最近十多年来，人工神经网络的研究工作不断深入，已经取得了很大的进展，其在模式识别、智能机器人、自动控制、预测估计、生物、医学、经济等领域已成功地解决了许多现代计算机难以解决的实际问题，表现出了良好的智能特性。在医学领域，由于人体和疾病的复杂性、不可预测性，对其进行检测与信号表达，获取数据及信息的分析、决策等诸多方面都存在非常复杂的非线性联系，适合人工神经网络的应用。目前的研究几乎涉及从基础医学到临床医学的各个方面，主要应用在生物信号的检测与自动分析、医学专家系统等。

深度神经网络（deep neural network，DNN）算法，简称深度学习，是指由多个处理层（隐藏层）组成的神经网络模型。深度学习通过组合低层特征形成更加抽象的高层表示属性类别或特征，以发现数据的分布式特征表示。深度学习建立模拟人脑进行分析学习的神经网络，它模仿人脑的机制来解释数据，例如图像、声音和文本等。深度学习需要大数据集的支撑，大量可用的大数据集成为 DNN 必要的数据来源。数据量庞大和深层网络层数会导致学习时间的增加，为了实际实现 DNN，需要高计算能力，NVDIA 公司 GPU 的问世使其变得可行。随后 Google 的 TensorFlow 使得实现复杂的 DNN 结构成为可能，而不需要深入复杂的数学细节，成为最受欢迎的深度学习库之一。

TensorFlow 有如下优势。

（1）TensorFlow 是一个强大的库，用于执行大规模的数值计算，如矩阵乘法或自动微分。这两个计算是实现和训练 DNN 所必需的。

（2）TensorFlow 在后端使用 C/C++，这使得计算速度更快。

（3）TensorFlow 有一个高级机器学习 API（tf.contrib.learn），可以更容易地配置、训练和评估大量的机器学习模型。

（4）可以在 TensorFlow 上使用高级深度学习库 Keras。Keras 非常便于用户使用，并且可以轻松快速地进行原型设计。它支持各种 DNN，如 RNN、CNN，甚至是两者的组合。

（5）任何深度学习网络都由 4 个重要部分组成：数据集、定义模型（网络结构）、训练/学习和预测/评估。所有这些都可以在 TensorFlow 中实现。

10.2　感知机与神经网络

神经网络受人类大脑的启发，也被称为连接模型。像人脑一样，神经网络是大量被称为权重的突触相互连接的人造神经元的集合。人造神经元是所有神经网络的核心。它由两个主要部分构成：一个加法器，将所有输入加权求和到神经元上；一个处理单元，根据预定义函数产生一个输出，这个函数被称为激活函数。每个神经元都有自己的一组权重和阈值（偏置），它通过不同的学习算法学习这些权重和阈值。

当只有一层这样的神经元存在时，它被称为感知机，如图 10-1 所示。输入层被称为第零层，因为它只是缓冲输入。存在的唯一一层神经元形成输出层。输出层的每个神经元都有自己的权重和阈值。

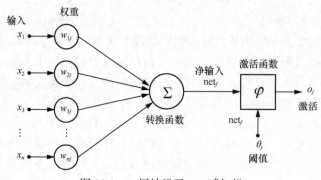

图 10-1　一层神经元——感知机

当存在许多这样的层时，网络被称为多层感知机（multi-layer perceptron，MLP），如图 10-2 所示。MLP 有一个或多个隐藏层。这些隐藏层具有不同数量的隐藏神经元。每个隐藏层的神经元具有相同的激活函数。图 10-2 的 MLP 具有一个有 4 个输入的输入层，5 个分别有 4、5、6、4 和 3 个神经元的隐藏层，以及一个有 3 个神经元的输出层。在该 MLP 中，下层的所有神经元都连接到其相邻的上层的所有神经元。因此，MLP 也被称为全连接神经网络。MLP 中的信息流通常是从输入到输出，目前没有反馈或跳转，因此这些网络也被称为前馈网络。

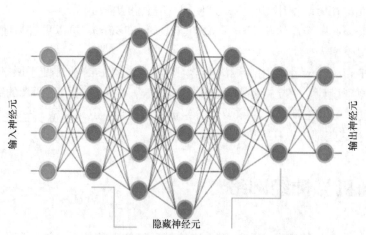

图 10-2　多层感知机（MLP）——全连接神经网络

10.3 激活函数

激活函数为神经元提供了模拟复杂非线性数据集所必需的非线性特性。该函数取所有输入的加权和，进而生成一个输出信号。可以把它看作输入和输出之间的转换，使用适当的激活函数可以将输出值限定在一个定义的范围内。

如图 10-3 所示，常用的激活函数如下。

- 阈值激活函数用于 McCulloch Pitts 神经元和原始的感知机。它是不可微的，在 $x=0$ 时是不连续的。因此，使用这个激活函数来进行基于梯度下降或其变体的训练是不可能的。
- Sigmoid 激活函数一度很受欢迎，从曲线来看，它像一个连续版的阈值激活函数。它受到梯度消失问题的困扰，即函数的梯度在两个边缘附近变为零。这使得训练和优化变得困难。
- ReLU 激活函数是线性激活功能的整流版本，这种整流功能允许其用于多层时捕获非线性。使用 ReLU 的主要优点之一是导致稀疏激活。在任何时刻，所有神经元的负的输入值都不会激活神经元。就计算量来说，这使得网络在计算方面更轻便。ReLU 神经元存在死亡 ReLU 的问题，也就是说，那些没有激活的神经元的梯度为零，因此将无法进行任何训练，并停留在死亡状态。尽管存在这个问题，但 ReLU 仍是隐藏层最常用的激活函数之一。
- Softmax 激活函数被广泛用作输出层的激活函数，该函数的范围是[0，1]。在多类分类问题中，它被用来表示一个类的概率。所有单位输出和总是 1。

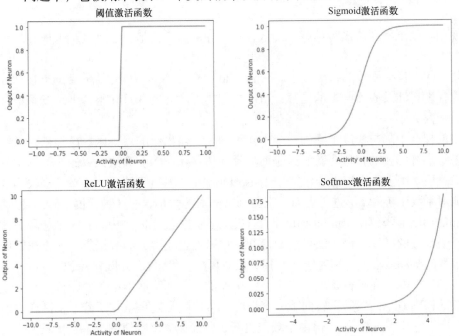

图 10-3 常用的激活函数

　　神经网络已被用于各种任务。这些任务可以大致分为两类：函数逼近（回归）和分类。根据任务的不同，一个激活函数可能比另一个更好。一般来说，隐藏层最好使用 ReLU 激活函数。对于分类任务，Softmax 激活函数通常是更好的选择；对于回归问题，最好使用 Sigmoid 激活函数或双曲正切激活函数。

10.4　损失函数

　　人工神经网络通过训练数据集来提取信息和学习，用于预测它们没有见过的数据。感知机通过监督学习算法进行学习，也就是给网络提供训练数据集的理想输出。在输出端，定义了一个误差函数或目标函数 $J(W)$，这样当网络完全学习了所有的训练数据后，目标函数将是最小的。使用损失函数或目标函数的目的是找到使损失最小化的系数 W，也就是神经网络的权重和偏置。在 TensorFlow 中可以根据问题选择或设计合适的损失函数，还可以结合 L1 和 L2 正则化。最常用的损失函数有交叉熵（cross_entropy）和均方误差（mean squared error，MSE）。为确保收敛，损失函数应为凸的。一个光滑的、可微分的凸损失函数可以提供更好的收敛性。随着学习的进行，损失函数的值应该下降，并最终变得稳定。

10.5　优化器

　　感知机使用梯度下降算法进行训练。函数在一阶导数为零的地方达到其最大值和最小值，梯度下降算法基于此原理，调整系数（权重和偏置）使损失函数的梯度下降。输出层和隐藏层的权重被更新，使得目标函数的梯度减小。TensorFlow 会在不同的优化器的帮助下自动计算这些梯度。计算梯度将涉及激活函数的导数，所以要选择可微分的并且在整个训练场景中具有非零梯度的激活函数。

　　感知机中的梯度下降与梯度下降的一个主要不同是，输出层的目标函数已经被定义好了，但它也用于隐藏层神经元的权值更新。这是使用反向传播（BPN）算法完成的，输出中的误差向后传播到隐藏层并用于确定权重变化。在 TensorFlow 中，梯度下降优化器按照损失函数的负梯度成比例地对系数（W 和 b）进行更新。根据训练样本的大小，有 3 种梯度下降的变体。

　　（1）Vanilla 梯度下降：在 Vanilla 梯度下降（也称作批梯度下降）中，在每个循环中计算整个训练集的损失函数的梯度。该方法可能很慢并且难以处理非常大的数据集。该方法能保证收敛到凸损失函数的全局最小值，但对于非凸损失函数可能会稳定在局部最小值处。

　　（2）随机梯度下降：在随机梯度下降中，一次提供一个训练样本用于更新权重和偏置，从而使损失函数的梯度减小，然后再转向下一个训练样本。整个过程重复了若干个循环。由于每次更新一次，所以它比 Vanilla 快，但由于频繁更新，所以损失函数值的方差会比较大。

　　（3）小批量梯度下降：该方法结合了前两者的优点，利用一批训练样本来更新参数。

TensorFlow 提供了各种各样的优化器。最流行、最简单的是梯度下降优化器 GradientDescent Optimizer，其中的 learning_rate 参数可以是一个常数或张量，它的值介于 0 和 1 之间。

```
optimizer=tf.train.GradientDescentOptimizer(learning_rate).minimize(loss)
```

必须为优化器给定要优化的函数 loss。使用它的方法实现最小化。该方法计算梯度并将梯度应用于系数的学习。

梯度下降中的另一个变化是增加了动量项，可使用优化器 tf.train.MomentumOptimizer()。它可以把 learning_rate 和 momentum 作为初始化参数：

```
optimizer=tf.train.MomentumOptimizer(learning_rate,momentum).minimize(loss)
```

可以使用 tf.train.AdadeltaOptimizer() 来实现一个自适应的、单调递减的学习率，它使用两个初始化参数 learning_rate 和 rho：

```
optimizer=tf.train.AdadeltaOptimizer(learning_rate, rho).minimize(loss)
```

Adam 优化器利用梯度的一阶和二阶矩对不同的系数计算不同的自适应学习率。

```
optimizer=tf.train.AdamOptimizer().minimize(loss)
```

10.6 构建并训练神经网络

训练深度学习神经网络依赖于大量的数据。可以收集或生成数据，也可以使用可用的标准数据集。MNIST 数据集是最大的手写数字（0~9）数据库。它由 60 000 个示例的训练集和 10 000 个示例的测试集组成，每个示例包含 28×28 像素点的 0~9 手写数字图片和标签。该数据集存放在 Yann LeCun 的个人主页中。

载入并准备好 MNIST 数据集：

```
>>> import tensorflow as tf
>>> mnist = tf.keras.datasets.mnist
>>> (x_train, y_train), (x_test, y_test) = mnist.load_data()
Downloading data from https://.../mnist.npz
11493376/11490434 [==============================] - 4s 0us/step
>>>x_train.shape
(60000, 28, 28)
>>>len(y_train)
60000
>>>y_train
array([5, 0, 4, ..., 5, 6, 8], dtype=uint8)
```

```
>>>x test.shape
(10000, 28, 28)
>>>len(y_test)
10000
```

下面将样本从整数转换为浮点数：

```
>>>x_train, x_test = x_train / 255.0, x_test / 255.0
```

Keras 是与 TensorFlow 一起使用的更高级别的作为后端的 API。添加层就像添加一行代码一样简单。

首先，定义模型类型，如搭建序列模型：

```
>>> from tf.keras.models import Sequential
```

可以添加各种神经网络层：

```
>>> from tf.keras.layers import Dense
```

构建全连接层 MLP 神经网络分类器：定义损失函数，对于分类任务，最好使用交叉熵损失函数；使用 Adam 优化器，隐藏层使用 ReLU 激活函数，中间层为避免过度拟合添加丢失数据（dropout），输出层使用 Softmax 激活函数。将模型的各层堆叠起来，以搭建 tf.keras.Sequential 模型。

```
>>> model = tf.keras.models.Sequential([
...   tf.keras.layers.Flatten(input_shape=(28, 28)),#输入层
... tf.keras.layers.Dense(128, activation='relu'),#隐藏层
... tf.keras.layers.Dropout(0.2),#中间层添加丢失数据
...   tf.keras.layers.Dense(10, activation='softmax')#输出层
... ])
```

在模型架构之后，选择优化器和损失函数编译模型。Keras 提供了多种损失函数（mean_squared_error、mean_absolute_error、mean_absolute_percentage_error、categorical_crossentropy）和优化器（sgd、RMSprop、Adagrad、Adadelta、Adam 等）。损失函数和优化器确定后，可以使用 compile（self, optimizer, loss, metrics=None, sample_weight_mode=None）来配置学习过程：

```
>>> model.compile(optimizer='adam',#Adam 优化器
...               loss='sparse_categorical_crossentropy',#交叉熵损失函数
...               metrics=['accuracy'])
```

使用 model.fit()方法训练模型：

```
>>> model.fit(x_train, y_train, epochs=5)
Epoch 1/5
1875/1875 [==============] - 3s 2ms/step - loss: 0.2940 - accuracy: 0.9155
Epoch 2/5
1875/1875 [==============] - 3s 2ms/step - loss: 0.1445 - accuracy: 0.9573
Epoch 3/5
1875/1875 [==============] - 4s 2ms/step - loss: 0.1073 - accuracy: 0.9669
Epoch 4/5
1875/1875 [==============] - 5s 3ms/step - loss: 0.0894 - accuracy: 0.9720
Epoch 5/5
1875/1875 [==============] - 4s 2ms/step - loss: 0.0749 - accuracy: 0.9766
<tensorflow.python.keras.callbacks.History object at 0x000001C624CB8AC8>
```

在测试集上验证模型：

```
>>> model.evaluate(x_test,  y_test, verbose=2)
313/313 - 0s - loss: 0.0734 - accuracy: 0.9769
[0.07340320199728012, 0.9768999814987183]
```

现在，这个照片分类器的准确度已经达到 98%。

10.7　习题

加载 fashion_mnist 数据集，返回训练集及测试集的形状，构建神经网络：该网络的第一层将图像格式从二维数组转换成一维数组；展平像素后，网络会包括两个全连接神经层 Dense 层，第一个 Dense 层选择 ReLU 激活函数，第二个 Dense 层会返回一个长度为 10 的 logits 数组，每个节点都包含一个得分，用来表示当前图像属于 10 个类中的哪一类。请构建并训练该神经网络分类器，并评估该分类器在测试集上的预测精度。

第 11 章　图像分类卷积神经网络模型

图像处理是智能诊疗常常需要的应用场景。卷积神经网络（convolutional neural network, CNN）是一类包含卷积计算且具有深度结构的前馈神经网络，是深度学习（deep learning）的代表算法之一。本章介绍如何用卷积神经网络对图片进行分类。

11.1　卷积神经网络

卷积神经网络由许多神经网络层组成：卷积和池化这两种不同类型的层交替出现，网络中滤波器的深度逐渐增加，最后通常由一个或多个全连接的层组成，如图 11-1 所示。

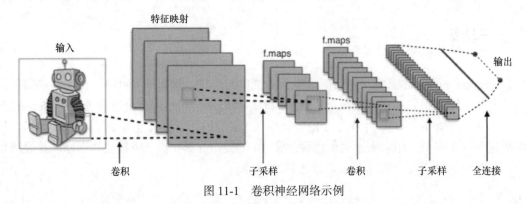

图 11-1　卷积神经网络示例

下面逐一介绍卷积神经网络的 3 个关键概念：局部感受野、共享权重和偏置，以及池化。

11.1.1　局部感受野

卷积神经网络具有表征学习（representation learning）能力，能够按其阶层结构对输入信息进行平移不变分类。如果想保留图像中的空间信息，那么用像素矩阵表示每个图像是很方便的。然后，编码局部结构的简单方法是将相邻输入神经元的子矩阵连接成属于下一层的单隐藏层神经元。这个单隐藏层神经元代表一个局部感受野，此操作名为"卷积"，此类网络也因而得名。

当然，可以通过重叠的子矩阵来编码更多的信息。例如，假设每个子矩阵的大小是 5×5，并且将这些子矩阵应用到 28×28 像素的 MNIST 图像。然后，就能够在下一隐藏层中生成 23×23 的局部感受野。事实上，在触及图像的边界之前，只需要滑动子矩阵 23 个位置。

定义从一层到另一层的特征图。当然，可以有多个独立从每个隐藏层学习的特征映射。例如，可以从 28×28 输入神经元开始处理 MNIST 图像，然后（还是以 5×5 的步幅）在下一个隐藏层中得到每个大小为 23×23 的神经元的 k 个特征图。

11.1.2 共享权重和偏置

假设想要从原始像素表示中获得移除与输入图像中位置信息无关的相同特征的能力。一个简单的直觉就是对隐藏层中的所有神经元使用相同的权重和偏置。通过这种方式，每层将从图像中学习到独立于位置信息的潜在特征。

理解卷积的一个简单方法是考虑作用于矩阵的滑动窗函数。如图 11-2 所示，给定输入矩阵 I 和核 K，得到卷积输出。将 3×3 的核 K（有时称为滤波器或特征检测器）与输入矩阵逐元素地相乘以得到输出卷积矩阵中的一个元素。所有其他元素都是通过在 I 上滑动窗口获得的：

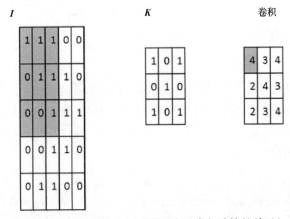

图 11-2　卷积运算示例（阴影表示参与计算的单元）

在这个例子中，一触及 I 的边界就停止滑动窗口（所以输出是 3×3）。或者，可以选择用零填充输入（以便输出为 5×5），这是有关填充的选择。

另一个选择是关于滑窗所采用的滑动方式的步幅。步幅可以是 1 或大于 1。大步幅意味着核的应用更少以及更小的输出尺寸，而小步幅产生更多的输出并保留更多的信息。

滤波器的大小、步幅和填充类型是超参数，可以在训练网络时进行微调。

11.1.3 池化

假设我们要总结一个特征映射的输出，我们可以使用从单个特征映射产生的输出的空间邻接性，并将子矩阵的值聚合成单个输出值，从而描述与该物理区域相关联的含义。池化操作可以理解为是给定区域的汇总操作。如平均池化将一个区域聚合成在该区域观察到的输入值的平均值，最大池化算子是输出在区域中观察到的最大输入值。

图 11-3 给出了最大池化操作的示例。

CNN 基本上是几层具有非线性激活函数的卷积，以及将池化层应用于卷积的结果。每层应用不同的滤波器（成百上千个）。理解的关键是滤波器不是预先设定好的，而是在训练阶段学习的，以使得恰当的损失函数被最小化。已经观察到，较低层会学习检测基本特征，而较高层检测更复杂的特征，例如形状或面部。由于有池化层，靠后的层中的神经元看到的更多的是原始图像，因此它们能够编辑前几层中学习的基本特征。

图 11-3　最大池化操作的示例

CNN 在时间维度上对音频和文本数据进行一维卷积和池化操作，沿"高度×宽度"维度对图像进行二维处理，沿"高度×宽度×时间"维度对视频进行三维处理。对于图像，在输入上滑动滤波器会生成一个特征图，为每个空间位置提供滤波器的响应。换句话说，一个 CNN 由多个滤波器堆叠在一起，学习识别在图像中独立于位置信息的具体视觉特征。这些视觉特征在网络的前面几层很简单，然后随着网络的加深，组合成更加复杂的全局特征。

11.2　加载数据集

CIFAR10 数据集包含了 10 个类别的 60 000 幅 32×32 彩色图像，每个类别有 6000 幅图像。其中训练集包含 50 000 幅图像，测试集包含 10 000 幅图像。类之间相互独立，不存在重叠的部分。数据集的 10 个类别分别是飞机、汽车、鸟、猫、鹿、狗、青蛙、马、船和卡车。该数据由多伦多大学计算机科学系维护。

```
>>> import tensorflow as tf
>>> from tensorflow.keras import datasets, layers, models
>>> import matplotlib.pyplot as plt
>>> (train_images, train_labels), (test_images, test_labels) =
...       datasets.cifar10.load_data()
Downloadingdata fromhttps://.../cifar-10-python.tar.gz
170500096/170498071 [==============================] - 44s 0us/step
```

将像素的值标准化至 0~1 的区间内：

```
>> >train_images, test_images = train_images / 255.0, test_images / 255.0
>>> train_images.shape
(50000, 32, 32, 3)
>>> len(train_labels)
50000
>>> train_labels
array([[6],
       [9],
```

```
        [9],
        ...,
        [9],
        [1],
        [1]], dtype=uint8)
>>> test_images.shape
(10000, 32, 32, 3)
>>> len(test_labels)
10000
```

下面将训练集的第一张图片和类名打印出来（如图 11-4 所示），以确保数据集被正确加载：

```
>>>plt.figure()
>>>plt.imshow(train_images[0], cmap=plt.cm.binary)
>>>class_names = ['airplane', 'automobile', 'bird', 'cat', 'deer',
...                'dog', 'frog', 'horse', 'ship', 'truck']
#由于 CIFAR 的标签是 array，需要额外的索引
>>>plt.xlabel(class_names[train_labels[0][0]])
>>>plt.grid(False)
>>>plt.show()
```

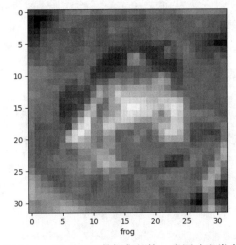

图 11-4　CIFAR10 数据集的第一张图片和类名

11.3　构建卷积神经网络模型

下列代码构建一个卷积神经网络，由几个 Conv2D 和 MaxPooling2D 层组成。首先，定义序列模型。

```
>>> model = models.Sequential()
```

用 model.add() 依次添加层到模型中，每个隐藏层都由前一层提供输入。只需要为第一层指定输入维度。

CNN 的输入是张量形式的（image_height, image_width, color_channels），包含了图像高度、宽度及颜色信息。不需要输入 batch size。颜色信息使用 RGB 色彩模式，此模式下，color_channels 为（R，G，B），分别对应 RGB 的 3 个颜色通道（color channel）。CNN 输入 CIFAR 数据集中的图片，形状是（32, 32, 3），在声明第一层时将形状赋值给参数 input_shape。

```
>>>model.add(layers.Conv2D(32, (3, 3), activation='relu',
...            input_shape=(32, 32, 3)))#卷积层
>>>model.add(layers.MaxPooling2D((2, 2)))#最大池化层
>>>model.add(layers.Conv2D(64, (3, 3), activation='relu'))
>>>model.add(layers.MaxPooling2D((2, 2)))
>>>model.add(layers.Conv2D(64, (3, 3), activation='relu'))
>>>model.summary()#声明的 CNN 结构
Model: "sequential_2"


Layer (type)                 Output Shape              Param #
=================================================================
conv2d (Conv2D)              (None, 30, 30, 32)        896


max_pooling2d (MaxPooling2D) (None, 15, 15, 32)        0


conv2d_1 (Conv2D)            (None, 13, 13, 64)        18496


max_pooling2d_1 (MaxPooling2 (None, 6, 6, 64)          0


conv2d_2 (Conv2D)            (None, 4, 4, 64)          36928
=================================================================
Total params: 56,320
Trainable params: 56,320
Non-trainable params: 0
```

在上面的结构中，每个 Conv2D 和 MaxPooling2D 层的输出都是一个三维的张量，其形状描述了（height, width, channels）。越深的层中，宽度和高度越会收缩。每个 Conv2D 层输出的通道数量取决于声明层时的第一个参数（如：上面代码中的 32 或 64）。这样，由于宽度和高度的收缩，可以（从运算的角度）增加每个 Conv2D 层输出的通道数量。

Dense 层等同于全连接层。在模型的最后，将把卷积后的输出张量（形状为(4, 4, 64)）传给一个或多个 Dense 层来完成分类。Dense 层的输入为向量（一维），但前面层的输出是三维的张

量。因此需要将三维张量展开（flatten）到一维，之后再传入一个或多个 Dense 层。CIFAR 数据集有 10 个类，所以最终的 Dense 层需要 10 个输出及一个 Softmax 激活函数。

```
>>>model.add(layers.Flatten())
>>>model.add(layers.Dense(64, activation='relu'))
>>>model.add(layers.Dense(10), activation='softmax')
>>>model.summary() #完整的 CNN 结构
Model: "sequential_2"
_____
Layer (type)                 Output Shape              Param #
=================================================================
conv2d (Conv2D)              (None, 30, 30, 32)        896

max_pooling2d (MaxPooling2D) (None, 15, 15, 32)        0

conv2d_1 (Conv2D)            (None, 13, 13, 64)        18496

max_pooling2d_1 (MaxPooling2 (None, 6, 6, 64)          0

conv2d_2 (Conv2D)            (None, 4, 4, 64)          36928

flatten_1 (Flatten)          (None, 1024)              0

dense_2 (Dense)              (None, 64)                65600

dense_3 (Dense)              (None, 10)                650
=================================================================
Total params: 122,570
Trainable params: 122,570
Non-trainable params: 0
```

可以看出，在被传入两个 Dense 层之前，形状为(4, 4, 64)的输出被展平成了形状为(1024)的向量。

11.4　编译并训练模型

用 model.compile()编译和训练模型：

```
>>>model.compile(optimizer='adam',
...   loss=tf.keras.losses.SparseCategoricalCrossentropy(from_logits=True),
```

```
...     metrics=['accuracy'])
>>>history = model.fit(train_images, train_labels, epochs=10,
...             validation_data=(test_images, test_labels))
Epoch 1/10
1563/1563 [==============================] - 56s 36ms/step - loss: 1.5465 -
accuracy: 0.4347 - val_loss: 1.2918 - val_accuracy: 0.5428
Epoch 2/10
1563/1563 [==============================] - 68s 44ms/step - loss: 1.1620 -
accuracy: 0.5910 - val_loss: 1.1087 - val_accuracy: 0.6120
Epoch 3/10
1563/1563 [==============================] - 76s 49ms/step - loss: 1.0038 -
accuracy: 0.6461 - val_loss: 0.9984 - val_accuracy: 0.6436
Epoch 4/10
1563/1563 [==============================] - 55s 35ms/step - loss: 0.9074 -
accuracy: 0.6825 - val_loss: 0.9382 - val_accuracy: 0.6724
Epoch 5/10
1563/1563 [==============================] - 58s 37ms/step - loss: 0.8343 -
accuracy: 0.7077 - val_loss: 0.9335 - val_accuracy: 0.6743
Epoch 6/10
1563/1563 [==============================] - 54s 35ms/step - loss: 0.7802 -
accuracy: 0.7250 - val_loss: 0.8921 - val_accuracy: 0.6924
Epoch 7/10
1563/1563 [==============================] - 56s 36ms/step - loss: 0.7289 -
accuracy: 0.7445 - val_loss: 0.8810 - val_accuracy: 0.6933
Epoch 8/10
1563/1563 [==============================] - 55s 35ms/step - loss: 0.6855 -
accuracy: 0.7590 - val_loss: 0.8954 - val_accuracy: 0.6972
Epoch 9/10
1563/1563 [==============================] - 55s 35ms/step - loss: 0.6449 -
accuracy: 0.7738 - val_loss: 0.8778 - val_accuracy: 0.7009
Epoch 10/10
1563/1563 [==============================] - 61s 39ms/step - loss: 0.6080 -
accuracy: 0.7852 - val_loss: 0.8969 - val_accuracy: 0.7019
```

11.5 评估模型

做图（如图 11-5 所示）评估模型：

```
>>>plt.plot(history.history['accuracy'], label='accuracy')
>>>plt.plot(history.history['val_accuracy'], label = 'val_accuracy')
```

```
>>>plt.xlabel('Epoch')
>>>plt.ylabel('Accuracy')
>>>plt.ylim([0.5, 1])
>>>plt.legend(loc='lower right')
>>>plt.show()
>>>test_loss,test_acc=model.evaluate(test_images,test_labels,verbose=2)
313/313 - 2s - loss: 0.8613 - accuracy: 0.7031
>>> print(test_acc)
0.7031000256538391
```

我们搭建的 CNN 模型在测试集上可以达到 70%的准确率。

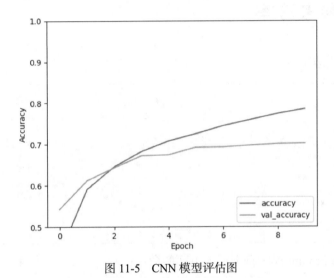

图 11-5　CNN 模型评估图

11.6　习题

加载 CIFAR 10 数据集：CIFAR 10 数据集由 10 类 60 000 张 32×32 像素的彩色图片组成，每类有 6000 张图片。训练集有 50 000 张训练图片及标签，测试集有 10 000 张测试图片及标签。创建卷积网络。网络由 3 个卷积层组成。第一层有 32 个卷积核，尺寸是 3×3，激活函数用 ReLU，这一层后使用 max_pool 层用于缩小尺寸。然后是两个卷积核级联，卷积核的个数是 64，尺寸是 3×3，激活函数是 ReLU。之后依次是 max_pool 层和具有 512 个神经元、激活函数为 ReLU 的全连接的网络，设置 dropout 概率为 50%。最后一层是全连接层，利用 10 个神经元和激活函数 Softmax 对测试集进行分类。使用 Adam 优化器（categorical_crossentropy）训练 50 个 epoch。返回模型在测试集上的准确率。

习题参考答案

第 1 章习题参考答案

1. 代码及输出结果如下：

```
>>> 2 + 3 * 5
17
>>> import math
>>> x = 4 - math.pi/2
>>> y = x + 1
>>>round(y, 2)
3.43
>>>math.floor(y)
3
```

2. 在 Anaconda Prompt 提示符下输入下面的命令：

```
pip installNumPy
pip installPandas
```

3. 输入以下命令：

```
>>> import numpy
>>> help(numpy.arange)
```

4. 所需的样本量为 683，计算代码如下：

```
>>> p = 0.2
>>> delta = p * 0.3/2
>>> n = 1.96 ** 2 * p * (1 - p)/delta ** 2
>>> n
682.9511111111112
```

第 2 章习题参考答案

1. Python 中基本的数据结构包括列表、元组、字典、集合等。列表是可变的，而元组是不可变的。列表中的元素可以修改，但是元组中的元素不能修改。与列表相比，元组占用内存更小，运算也更快。

2. 代码如下：

```
>>>mylist = [('a', 'b', 'c', 'd'), [1, 2, 3, 4, 5], 'Python']
>>>mylist
[('a', 'b', 'c', 'd'), [1, 2, 3, 4, 5], 'Python']
```

3. 代码如下：

```
>>> set1 = {1, 4, 5, 1, 2, 3, 2, 5}
>>> set2 = {1, 2, 6, 2, 3, 7, 3, 4}
>>> set1.union(set2)
{1, 2, 3, 4, 5, 6, 7}
>>> set1.intersection(set2)
{1, 2, 3, 4}
>>> set1.difference(set2)
{5}
>>> set2.difference(set1)
{6, 7}
```

第 3 章习题参考答案

1.（1）使用 for 循环，代码如下：

```
>>> x = 0
>>> for i in range(1, 101):
...     x = x + i ** 2
...
>>> x
338350
```

（2）使用 while 循环，代码如下：

```
>>> x = 0
>>>i = 0
```

```
>>> while i< 100:
...     i = i + 1
...     x = x + i ** 2
...
>>> x
338350
```

2. 函数定义代码如下：

```
>>> def isPrime(n):
...    if n > 1:
...      for i in range(2, n):
...        if (n % i) == 0:
...           print('不是质数')
...           break
...      else:
...        print('是质数')
...    else:
...      print('请输入大于 1 的整数')
```

3. 表示写入二进制文件。
4. 代码如下：

```
>>>f = open('myfile.txt', mode = "a")
>>>f.write('data values')
>>>f.close()
```

第 4 章习题参考答案

1. 代码如下：

```
>>> import numpy as np
>>> A = np.arange(1, 7).reshape(2, 3)
>>> B = np.arange(3, 9).reshape(3, 2)
>>> AB = A @ B
>>>np.linalg.det(AB)
36.00000000000013
>>>np.linalg.inv(AB)
array([[ 2.61111111, -1.11111111],
  [-2.19444444,  0.94444444]])
```

2. 代码如下：

```
>>>np.random.seed(1)
>>>results = np.random.normal(168, 10, 1000)
>>>np.save("result.npy", results)
```

第 5 章习题参考答案

1.（1）录入数据并保存为 DataFrame，代码如下：

```
>>> import numpy as np
>>> import pandas as pd
>>> data = {'age': [13, 11, 9, 6, 8, 10, 12, 7, 10, 9,
...                 11, 12, 15, 16, 8, 7, 10, 15],
...         'ucr': [3.54, 3.01, 3.09, 2.48, 2.56, 3.36, 3.18, 2.65, 3.01,
...                 2.83, 2.92, 3.09, 3.98, 3.89, 2.21, 2.39, 2.74, 3.36],
...         'group': np.repeat([0, 1], [8, 10])}
>>> UCR = pd.DataFrame(data)
```

（2）将数据保存为 CSV 文件 "UCR.csv"，代码如下：

```
>>>UCR.to_csv('UCR.csv', index = False)
```

2.（1）将数据集里的分组变量 group 中的 0 和 1 分别替换为 "Normal" 和 "Diseased"，代码如下：

```
>>>UCR.replace({'group': {0: 'Normal', 1: 'Diseased'}})
```

（2）将数据集按照尿肌酐含量从大到小排序后查看，代码如下：

```
>>>UCR.sort_values(by = 'ucr')
```

（3）选取患病儿童的子数据集，代码如下：

```
>>>UCR[UCR.group == 1]
```

3. 为数据集 birthwt 里分类变量的各水平添加标签，代码如下：

```
>>>birthwt = pd.read_csv('birthwt.csv')
>>>birthwt.replace({'low': {0: 'No', 1: 'Yes'},
...                 'race': {1: 'White', 2: 'Black', 3: 'Others'},
...                 'smoke': {0: 'No', 1: 'Yes'},
...                 'ht': {0: 'No', 1: 'Yes'},
```

```
...                    'ui': {0: 'No', 1: 'Yes'}},
...            inplace = True)
```

进行哑变量处理，代码如下：

```
>>>pd.get_dummies(birthwt)
```

第 6 章习题参考答案

1. 使用 Matplotlib 做图，代码如下：

```
>>> import matplotlib.pyplot as plt
>>> import pandas as pd
>>> iris = pd.read_csv('iris.csv')          # 读入数据
>>> types = iris.Species.unique()          # 根据 Species 列将点分为 3 类
>>> colors = ['red','blue','green']          # 定义 3 种不同颜色
>>> for i in range(len(types)):
...    plt.scatter(iris.loc[iris.Species == types[i], 'Sepal_Width'],
...                iris.loc[iris.Species == types[i], 'Petal_Width'],
...                color = colors[i],
...                label = types[i])
>>>plt.legend(loc = 'center right')# 设置图例位置
>>>plt.xlabel('Sepal Width (cm)')
>>>plt.ylabel('Petal Width (cm)')
>>>plt.show()
```

使用 Seaborn 做图，代码如下：

```
>>>import seaborn as sns
>>> fig = sns.scatterplot(x = 'Sepal_Width', y = 'Petal_Width', data = iris,
...                style= 'Species', hue = 'Species')
>>>fig.legend(loc = 'center right')     # 设置图例位置
>>>plt.show()
```

2. 分别将习题 1 代码里的命令 plt.show( )替换为下面的代码后运行。
存为.pdf 格式文件，代码如下：

```
>>> fig = fig.get_figure()
>>>fig.savefig('myfig.pdf', dpi = 300)
```

存为.png 格式文件，代码如下：

```
>>> fig = fig.get_figure()
>>>fig.savefig('myfig.png', dpi = 300)
```

3. 代码如下：

```
>>> import pandas as pd
>>> import seaborn as sns
>>> from statannot import add_stat_annotation
>>> iris = pd.read_csv('iris.csv')
>>> p = sns.stripplot(x = 'Species', y = 'Sepal_Length', data = iris)
>>>add_stat_annotation(p, x = 'Species', y = 'Sepal_Length', data = iris,
...                    box_pairs = [('setosa', 'versicolor'),
...                                 ('setosa', 'virginica'),
...                                 ('versicolor', 'virginica')],
...                    test = 't-test_ind')
>>>plt.show()
```

第 7 章习题参考答案

1. 代码如下：

```
>>>import pandas as pd
>>>iris = pd.read_csv('iris.csv')
>>>iris.describe()
>>>pd.set_option('max_columns', 100)     # 设置 DataFrame 显示的最大列数
>>>iris.groupby(iris.Species).describe()
```

2. 代码如下：

```
>>>import pandas as pd
>>>import seaborn as sns
>>>glucose = pd.read_csv('glucose.csv')# 读入数据
>>>sns.pairplot(data = glucose, kind = 'reg')# 绘制散点图矩阵
>>>plt.show()
>>>cor_mat = glucose.corr()          # 计算相关系数矩阵
>>>sns.heatmap(cor_mat, annot = True,  square = True, cmap = "Blues")
>>>plt.show()
```

3. 代码如下：

```
>>>import pandas as pd
>>>import scipy.stats as stats
>>>birthwt = pd.read_csv('birthwt.csv')
>>>mytable = pd.crosstab(birthwt.ht, birthwt.low)
```

```
>>>mytable
low    0    1
ht
0     125   52
1      5    7
>>>(chi2, pVal, df, expected) = stats.chi2_contingency(mytable)
>>>pVal
0.07625038159099412
```

列联表独立性检验结果表明，母亲有高血压患病史和新生儿低体重之间的关联没有统计学意义（$P = 0.076$）。

第 8 章习题参考答案

1. 代码如下：

```
>>>import pandas as pd
>>>glucose = pd.read_csv('glucose.csv')    # 读入数据
>>>import statsmodels.formula.api as smf
>>>mod=smf.ols('y ~ x1 + x2 + x3 + x4', data = glucose).fit() # 拟合线性模型
>>>mod.summary()
```

2. 代码如下：

```
>>> import pandas as pd
>>> import statsmodels.formula.api as smf
>>> import statsmodels.api as sm
>>>import numpy as np
>>> df1 = pd.DataFrame({'drink': ['no', 'no', 'yes', 'yes'],
...                      'smoke': ['no', 'yes', 'no', 'yes']})
>>> df2 = pd.DataFrame({'control': [136, 57, 107, 151],
...                      'case': [63, 44, 63, 265]})
>>> df = pd.concat([df1, df2], axis = 1)
>>> data = pd.melt(df, id_vars = ['drink', 'smoke'],
...               var_name = 'outcome', value_name = "freq")
>>> model = smf.glm('outcome ~ drink + smoke', data = data,
...                  family=sm.families.Binomial(),
...                  freq_weights = data.freq).fit()
>>>np.exp(model.params)
Intercept      0.402546
drink[T.yes]   1.692359
```

```
smoke[T.yes]    2.424399
dtype: float64
>>>np.exp(model.conf_int())
                      0           1
Intercept      0.308450    0.525346
drink[T.yes]   1.243703    2.302864
smoke[T.yes]   1.806907    3.252912
```

结果表明，饮酒者患食管癌的优势是不饮酒者的 1.69 倍（95% CI: 1.24～2.30），吸烟者患食管癌的优势是不吸烟者的 2.42 倍（95% CI: 1.81～3.25）。

3. 录入数据，代码如下：

```
>>> import pandas as pd
>>> import numpy as np
>>>df= pd.DataFrame({'time': [33.7, 3.8, 6.3, 2.3, 6.4, 23.8, 1.8, 5.5,
...                           16.6, 33.7, 17.1, 4.3, 26.9, 21.4, 18.1,
...                           5.8, 3.0, 11.0, 22.1, 23.0, 6.8, 10.8, 2.8,
...                           9.2, 15.9, 4.5, 9.2, 8.2, 8.2, 7.8],
...                  'event': [0, 1, 1, 1, 1, 0, 1, 1, 0, 0, 0, 1, 0, 0, 0,
...                            1, 1, 0, 1, 0, 1, 0, 1, 1, 1, 1, 1, 0, 0, 0],
...                  'group': np.repeat(['A', 'B'], [11, 19])})
```

（1）用 Kaplan-Meier 法估计两组患者的生存率，代码如下：

```
>>> from lifelines import KaplanMeierFitter
>>>g1 = df.group == 'A'
>>>g2 = df.group == 'B'
>>>kmf_A = KaplanMeierFitter()
>>>kmf_A.fit(df.time[g1], df.event[g1], label = "Treatment A")
>>>kmf_B = KaplanMeierFitter()
>>>kmf_B.fit(df.time[g2], df.event[g2], label = "Treatment B")
```

绘制两组患者的生存曲线，代码如下：

```
>>>import matplotlib.pyplot as plt
>>>fig, axes = plt.subplots()
>>>kmf_A.plot(ax = axes, show_censors = True)
>>>kmf_B.plot(ax = axes, show_censors = True)
```

（2）对两组患者的生存率进行 log-rank 检验，代码如下：

```
>>>from lifelines.statistics import logrank_test
>>>lr = logrank_test(df.time[g1], df.time[g2], df.event[g1], df.event[g2])
>>>lr.p_value
0.8108828407511929
```

（3）拟合 Cox 回归模型，代码如下：

```
>>> from lifelines import KaplanMeierFitter
>>>df_dummy = pd.get_dummies(df, drop_first = True)
>>>df_dummy.head()
>>> from lifelines import CoxPHFitter
>>> cox = CoxPHFitter()
>>>cox.fit(df_dummy, duration_col = 'time', event_col = 'event')
>>>np.exp(cox.params_)
covariate
group_B     0.889483
Name: coef, dtype: float64
>>>np.exp(cox.confidence_intervals_)
        95% lower-bound   95% upper-bound
covariate
group_B          0.32109         2.464046
```

在两种治疗方法下患者的生存率的差异没有统计学意义。

第 9 章习题参考答案

代码如下：

```
>>>from sklearn import datasets
>>>from sklearn.model_selection import cross_val_score
>>> from sklearn.tree import DecisionTreeClassifier
>>>from sklearn.ensemble import RandomForestClassifier
>>>from sklearn import svm
>>>digits = datasets.load_digits()
>>>clf = DecisionTreeClassifier(max_depth=None, min_samples_split=2,
...                             random_state=0)
>>>scores = cross_val_score(clf, digits.data, digits.target, cv=5)
>>>scores.mean()
0.7857969668833179
>>>clf = RandomForestClassifier(n_estimators=10, max_depth=None,
...                             min_samples_split=2, random_state=0)
>>>scores = cross_val_score(clf, digits.data, digits.target, cv=5)
>>>scores.mean()
0.905974930362117
>>>clf = svm.SVC(kernel='linear', C=1)
>>>scores = cross_val_score(clf, digits.data, digits.target, cv=5)
>>>scores.mean()
0.9476973073351903
```

第 10 章习题参考答案

代码如下：

```
>>> import tensorflow as tf
>>>fashion_mnist = tf.keras.datasets.fashion_mnist
>>> (train_images, train_labels), (test_images, test_labels) =
...        fashion_mnist.load_data()
>>>train_images.shape
(60000, 28, 28)
>>>len(train_labels)
60000
>>>train_labels
array([9, 0, 0, ..., 3, 0, 5], dtype=uint8)
>>>test_images.shape
(10000, 28, 28)
>>>len(test_labels)
10000
>>>train_images = train_images / 255.0
>>>test_images = test_images / 255.0
>>> model = tf.keras.Sequential([
...        tf.keras.layers.Flatten(input_shape=(28, 28)),
...        tf.keras.layers.Dense(128, activation='relu'),
...        tf.keras.layers.Dense(10)
... ])
>>>model.compile(optimizer='adam',
...   loss=tf.keras.losses.SparseCategoricalCrossentropy(from_logits=True),
...   metrics=['accuracy'])
>>>model.fit(train_images, train_labels, epochs=10)
>>>test_loss, test_acc = model.evaluate(test_images, test_labels,
...        verbose=2)
313/313 - 0s - loss: 0.3445 - accuracy: 0.8820
>>>print('\nTest accuracy:', test_acc)
Test accuracy: 0.8820000290870667
```

第 11 章习题参考答案

代码如下：

```
>>> import tensorflow as tf
>>> from tensorflow.keras import datasets, layers, models
>>>import matplotlib.pyplot as plt
>>>(train_images, train_labels), (test_images, test_labels) =
...       datasets.cifar10.load_data()
>>> model = models.Sequential()
>>>model.add(layers.Conv2D(32, (3, 3), activation='relu',
...                        input_shape=(32, 32, 3)))
>>>model.add(layers.MaxPooling2D((2, 2)))
>>>model.add(layers.Conv2D(64, (3, 3), activation='relu'))
>>>model.add(layers.Conv2D(64, (3, 3), activation='relu'))
>>>model.add(layers.MaxPooling2D((2, 2)))
>>>model.add(layers.Flatten())
>>>model.add(layers.Dense(512, activation='relu'))
>>>model.add(layers. Dropout(0.5))
>>>model.add(layers.Dense(10, activation='softmax'))
>>>model.summary()
Model: "sequential_2"
```

Layer (type)	Output Shape	Param #
conv2d_6 (Conv2D)	(None, 30, 30, 32)	896
max_pooling2d_6 (MaxPooling2	(None, 15, 15, 32)	0
conv2d_7 (Conv2D)	(None, 13, 13, 64)	18496
conv2d_8 (Conv2D)	(None, 11, 11, 64)	36928
max_pooling2d_7 (MaxPooling2	(None, 5, 5, 64)	0
flatten_1 (Flatten)	(None, 1600)	0
dense_4 (Dense)	(None, 512)	819712
dropout_2 (Dropout)	(None, 512)	0
dense_5 (Dense)	(None, 10)	5130

```
Total params: 881,162
Trainable params: 881,162
Non-trainable params: 0
```

```
>>>model.compile(optimizer='adam',
... loss=tf.keras.losses.SparseCategoricalCrossentropy(from_logits=True),
... metrics=['accuracy'])
>>> history = model.fit(train_images, train_labels, epochs=50,
...      validation_data=(test_images,  test_labels))
>>>plt.plot(history.history['accuracy'], label='accuracy')
>>>plt.plot(history.history['val_accuracy'], label = 'val_accuracy')
>>>plt.xlabel('Epoch')
>>>plt.ylabel('Accuracy')
>>>plt.ylim([0.5, 1])
>>>plt.legend(loc='lower right')
>>>plt.show()
>>>test_loss, test_acc = model.evaluate(test_images, test_labels,
...      verbose=2)
313/313 - 3s - loss: 0.8756 - accuracy: 0.7386
>>> print(test_acc)
0.7386000156402588
```

参考资料

[1] 王诗翔. 交互的 Python：数据分析入门[M]. 北京：人民邮电出版社，2020.

[2] 赵军. R 语言医学数据分析实战[M]. 北京：人民邮电出版社，2020.

[3] 魏伟一，李晓红. Python 数据分析与可视化[M]. 北京：清华大学出版社，2020.

[4] 孙丽萍，张良均. 临床大数据分析与挖掘：基于 Python 和机器学习的临床决策[M]. 北京：电子工业出版社，2020.

[5] 孙振球，徐勇勇. 医学统计学[M].4 版. 北京：人民卫生出版社，2014.

[6] CHEN D Y. Pandas for Everyone: Python Data Analysis[M]. NewYork: Pearson Education, 2018.

[7] HASLWANTER T. An Introduction to Statistics with Python: With Applications in the Life Sciences[M]. NewYork: Springer, 2016.

[8] CEDER N. The Quick Python Book[M]. 3rd ed. Westapton, NJ: Manning Publications, 2018.

[9] WICKHAM H, GROLEMUND G. R for Data Science: import, tidy, transform, visualize, and model data[M]. Sebastopol, CA: O'Reilly Media, 2016.

[10] MCKINNEY W. Python for Data Analysis: Data Wrangling with Pandas, NumPy, and IPython[M]. 2nd ed. Sebastopol, CA: O'Reilly Media, 2018.

[11] VENABLES W N, RIPLEY B D. Modern Applied Statistics with S[M]. 4th ed. NewYork: Springer, 2002.

[12] PEDREGOSA F, VAROQUAUX G, GRAMFORT A, et al. Scikit-learn: Machine Learning in Python[J]. Journal of Machine Learning Research, 2011, 12:2825-2830.

[13] ESTRELA DA SILVA J, MARQUES DE SA J P, JOSSINET J. Classification of breast tissue by electrical impedance spectroscopy[J]. Medical and Biological Engineering and Computing, 2000, 38(1):26-30.

[14] ABADI M, AGARWAL A, BARHAM P, et al. TensorFlow: Large-scale machine learning on heterogeneous systems[J]. arXiv preprint arXiv, 2016:1603.04467.